岩波科学ライブラリー 329

ファージ・ハンター

病原菌を溶かすウイルスを探せ！

山内一也

岩波書店

はじめに

バクテリオファージ（通称、ファージ）は細菌のウイルスで、三八億年前から細菌とともに進化してきた。地球上いたるところにファージは存在している。われわれの腸内の一〇〇兆の細菌にも一〇〇〇兆を超えるファージが共生している。

ファージは特定の細菌だけに感染して増殖し、その細菌を溶かす。ファージの細菌を殺す能力を利用して、細菌感染を治療するファージ療法は、一九二〇年代から始まり、一九四〇年代には多くの国で行なわれたが、第二次世界大戦の終結後、ペニシリンなどの抗菌薬の時代が到来し、東欧諸国の一部を除いて忘れ去られていた。

しかし、一九八〇年代から新たな展開が始まった。薬剤耐性菌の蔓延による死亡者数の急増である。現在の状態が改善されなければ、二〇五〇年には薬剤耐性菌による世界の感染症の年間死亡者数が、ガンによる死亡者の八八〇万人を上回る一〇〇〇万人に達すると推定されている。薬剤耐性菌による経済的損失は一〇〇〇億ドルに達するとも言われている。薬剤耐性菌の問題が深刻化するとともに、ファージ療法が注目されるようになったのである。

一方、単細胞の細菌を宿主として短時間に増殖するファージは、試験管内で容易に取り扱える実験モデルとして、一九四〇年代から生命の謎を追究する科学者たちを惹きつけた。ファージの研究は、分子生物学を誕生させ、組換えＤＮＡ技術やゲノム編集の技術を生み出し、バイオ医薬品開発の重要な基盤技術につながっている。

ファージ療法を中心に、ファージに魅せられた多くの科学者たちの活動を振り返ってみる。

目次

カバー画像：１２３ＲＦ

プロローグ――ファージ療法で奇跡的に回復したトム・パターソン

ナイル川の船上での最後の晩餐

二〇一五年一一月、カリフォルニア大学サンディエゴ校の精神科教授トム・パターソン(六八歳)は、妻で同じ大学の感染疫学教授のステファニー・ストラスディー(四九歳)とエジプトへの休暇旅行に出かけた。彼は古代エジプトの歴史や芸術に強い関心を持っていた。出発する前、エジプトが危険な場所とはまったく思っていなかった。

カイロから一時間ほどのダハシュールの赤いピラミッドは、軍の基地に近いため、普通は閉鎖されていたが、彼らが訪れた時は開いていた。パターソンがピラミッド内部に潜りこんでいった際、監視人は「空気を吸い込むな!」と叫んだ。地元民は内部に有害ガスが漂っていると信じていたのである。パターソンはしばらくしてから、赤い土埃にまみれ、汗だくになって、息を切らしながら出てきた。

一一月一八日、ダハシュールを訪れたのち、夫妻はクルーズ船のデッキでディナーをとった。食後まもなく、パターソンはバスルームに駆け込み、胃の内容物を最後まで吐いた。旅行に必ず携帯していた広域抗菌薬シプロフロキサシンを飲んだが、一晩中吐き続けた。パターソンは「有害ガスを吸いすぎたのかな?」とこぼした。そして最終目的地の王家の谷に行かずに、「今すぐ帰国しよう」と言ったのにストラスディーは驚かされた。

彼女は最初、食中毒を疑った。スマートフォンで疾病制圧予防センター(CDC)のウェブサイトを調べてみたが、該当する原因は見つからなかった。そこで、同僚で感染症教授のロバート・スクーリーにメールで相談した。彼からはすぐに、食中毒の可能性はあるが、なによりもまず静脈内輸液が必要という返事が戻ってきた。ガイドに頼んで医師を呼んでもらった。一時間もしないうちにブシリ医師が到着し、食中毒を疑ってゲンタマイシンを処方し、輸液が終わるまで様子を見て、夕食までには良くなるだろうと言って帰っていった。パターソンは眠っていた。

夕食の時間になっても彼は起きられず、胃は風船のように膨らんで、「背中のいたるところが胃の周囲からのバンドで引っ張られているようだ」と苦しんでいた。食中毒の症状ではなかった。ストラスディーはスクーリーに症状が悪化していることを伝えた。彼からはすぐに、「膵炎、腸捻転、もしくはもっと悪いものかもしれない、病院に連れていくように」と言ってきた。

ブシリ医師が来て、真夜中に病院に運ぶことになった。客船は着岸できないため、救急車が待つ岸壁と夫妻の船の間に三隻の船が横付けに並んで桟橋の代わりとなり、パターソンを乗せた担架を八人が柩を担ぐようにして運んだ。ルクソールの病院では、急性膵炎と診断され、第四世代セファロスポリン系薬剤が投与されたが、容態は改善しなかった。スクーリーからフランクフルトのゲーテ大学病院のトップと知り合いなので、そこに転院するよう連絡がきた。幸い、夫妻は大学の旅行保険に加入していたので飛行機をチャーターした。一二月三日、ドイツから医療チームが到着した。夫妻を乗せた小型機は、ボスニアで給油に立ち寄っただけで、六時間、四八〇〇キロのフライトでフランクフルトの空軍基地に着陸した。スラスディーは医療従事者が機内で何度も手と腕を丁寧に洗うのに気がついた。

ゲーテ大学病院での診察の結果、パターソンは急性膵炎だけでなく、腹部にはフットボールほどのサイズの仮性嚢胞ができていた。これは、炎症により膵臓から滲出した消化液や、消化液により破壊された周辺組織の断片が溜まったものである。しかも、仮性嚢胞はアシネトバクター・バウマニに感染していた。この細菌は一九世紀の終わりにオランダの植物学者マルチヌス・バイエリンクにより発見されたものである。アシネトバクター・バウマニは、われわれの腸管、皮膚、土壌などに存在していて、免疫機能が低下したヒトを除けば問題にはならなかった。しかし今では、抗菌薬の乱用で耐性を獲得し、世界保健機関（ＷＨＯ）のもっとも懸念される薬剤耐性菌のリストでトップになっている。

アシネトバクター・バウマニは、二〇〇〇年代に中東から戻った数千人の兵士が感染していたことからイラキバクター（イラクのバクテリア）と呼ばれたことがあった。噂では、イラクの反乱軍がこの菌に汚染した排泄物を爆薬に添加して敵にばらまいたと言われた。実際は、過密な野戦病院で抗菌薬が過剰使用された結果、耐性を獲得して米国や英国の病院に持ち帰られたものと考えられている。

パターソンから分離したアシネトバクター・バウマニはコリスチン、イミペネム、テイコプラニンという三つ以外、すべての抗菌薬に耐性だった。そこで、これら三つの抗菌薬が投与された。

最悪の薬剤耐性菌アシネトバクター・バウマニ

スクーリーはイラキバクターの患者の治療経験があるサンディエゴ校の病院に戻った方がよいと勧めてくれた。チャーターした救急ジェット機はエジプトから乗った飛行機より小さく、トイレはなく、パターソンと四人の医療従事者、そして操縦士の席だけだった。ストラスディーは民間航空機でサンディエゴに戻った。パターソンはラホヤにあるサンディエゴ校の研修医教育用のソーントン病院の救急治療室に入院した。

パターソンは半ば昏睡、または妄想におそわれていた。年が明けて、妄想がひどくなり、医師と会話しているつもりで、家族に安楽死について話したりしていた。突然、ヘモグロビンの値が低くなったため大量の輸血が行なわれた。何が起きたのかＣＴで検査してみたところ、仮性嚢胞から液体を排出させているカテーテルがはずれて、汚物が腹腔に流れこんでいた。アシネトバクター・バウマニが腹腔内に広がってしまったのである。

ペニシリン発見以来、一五〇以上の抗菌薬が開発されたが、一九八〇年以来、新しい抗菌薬は市場に出ていない。とくにグラム陰性菌に対する抗菌薬は一九六二年以来、新たに発見されていない。細菌は、一九世紀半ばにデンマークのハンス・クリスチャン・グラムが偶然発見したグラム染色で染まるものと染まらないものに分類されていて、陽性菌は青く染まるが、陰性菌は細胞壁の外側にさらに膜がある二重膜のため染まらない。細菌の細胞壁の合成を阻害する抗菌薬はグラム陰性菌では開発が難しいのである。パターソンが感染しているアシネトバクター・バウマニもグラム陰性菌で、コリスチンを含むすべての抗菌薬に耐性になっていた。もはや頼れる抗菌薬はなかった。

ストラスディーは、「アシネトバクター」、「薬剤耐性」、「代替治療法」など、さまざまなキーワードで検索を続けた結果、二〇一三年の微生物学雑誌で多剤耐性アシネトバクター・バウマニに対するファージ療法の論文を見つけた。それまで彼女は、ファージが細菌感染の治療に用いられていることを知らなかったが、さらに検索を続けた結果、ジョージアのトビリシにあるエリアヴァ・バクテリオファージ研究所(エリアヴァ研究所)での活動を知った。

ゲーム・チェンジャーになったファージ療法

　ストラスディーは、テキサスA&M大学に二〇一〇年にファージ技術センター(CPT)が設立されているのを知り、設立者で所長のライランド・ヤング教授にメールでパターソンの状況を詳しく書いて協力を依頼した。彼から届いた返事には、パターソンの治療に役立つファージを見つけるのを手伝うと書かれていた。早速彼に電話をかけ二時間ほど相談した。彼は、耐性菌のまん延で抗菌薬が役に立たなくなりつつある現在はファージの時代になると信じていた。自分がパターソンと同じ年齢で定年間近だと語った後、丁寧に説明してくれた。「細菌は不気味な形で耐性を獲得するので、いくつものファージを見つけて、混合したカクテルにしなければならない」「すぐに行動を起こさなければならない。あなたのメールをアシネトバクター・バウマニのファージを持っている可能性のある人たちに転送してもよいか」と語った。

　翌朝、ストラスディーのメールボックスにはインド、スイス、ベルギーのファージ研究者からファージを提供する用意があるというメールが届いた。ベルギーのメールはクイーン・アストリッド陸軍病院のファージ研究チームのリーダーのジャン＝ポール・ピルネイからで、エリアヴァ研究所出身のマイア・メラビシュヴィリがゲント大学病院の排水からアシネトバクター・バウマニに効果があるファージを分離していることが書いてあった。この分離の論文をストラスディーは検索で見つけて読んでいた。

スクーリーは米陸軍と海軍がファージのコレクションを持っていることを知っていた。連絡してみると、陸軍からは市民への提供はしないと言われたが、海軍が協力してくれた。海軍は国内外で排水処理施設、汚水溜、おむつや糞尿にまみれたごみの集積場所、さらに船底に溜まった液体などからファージを採取して、数百のコレクションを持っていた。

ヤングのＣＰＴチームは、テキサスのブタとウシの農場の汚れた床から採取した三つのファージがパターソンの病原菌を殺すことを見つけた。

米国国立衛生研究所（ＮＩＨ）を退職した生物学者カール・メリルも彼の弟子のビスワイト・ビスワスと一緒に協力してくれることになった。彼は八〇歳近くで、実験動物でファージ療法の実験に長年取り組んできていて、血管内に投与されたファージが肝臓と脾臓ですぐに破壊されることを知っていた。ビスワスは血管内で破壊されにくいファージの選択方法を見つけていた。

スクーリーはサンディエゴ州立大学の著名なファージ生態学者フォレスト・ローワーにファージの精製を依頼した。海軍医学研究センター（ＮＭＲＣ）とＣＰＴから送られたファージは濾過により細菌の断片から分離され、精製された。細菌細胞の中には内毒素（エンドトキシン）があり、食品医薬品局（ＦＤＡ）は内毒素を一ミリリットルあたり一〇〇〇単位以下にすることを要求していた。濃縮したファージでは内毒素が当初六万単位あったが、精製の結果、六六七単位になった。

ストラスディーたちは二〇一六年三月一日、FDAに対して新薬の緊急治験の承認を申請した。通常ではこの審査は少なくとも二週間、時には月単位になることもある。しかし、死に瀕したパターソンの場合はそのようなことはなく、三日後に承認された。大学の倫理委員会とバイオセーフティ委員会の承認も受けた。

スクーリーは、メリルとヤングに接種方法を相談した。全身に棲みついたアシネトバクター・バウマニを殺すには静脈注射が必要だが、ファージによって破壊された細菌の細胞壁から放出される内毒素により、過剰な免疫反応や臓器不全といった敗血症ショックを起こすおそれがある。そこで、最初は腹腔内に接種し、内毒素に慣れてから静脈接種を併用することにした。

三月一五日、CPTのファージ混合液(カクテル)が腹腔内に投与された。二日後、NMRCカクテルの静脈内投与が追加された。三月一九日には意識が戻り、付き添っている家族の顔を認識できるまで回復した。ところが三月二一日には耐性菌が出現し、二三日にはさらに別の耐性菌が分離された。そこでビスワスが下水から分離したファージを加えて新たにNMRCカクテルを構築しなおしたところ、これは三つの分離菌すべてに効果があった。CPTのファージとNMRCのファージは長い尾部のあるミオウイルス科に属し、ビスワスのファージは短い尾部を持つポドウイルス科に属しており、異なる受容体に吸着する。ファージ・

カクテルによる治療は全部で五九日間行なわれ、六月六日にはパターソンの身体からアシネトバクター・バウマニがすべて消失したことが確認された。八月一二日、パターソンは退院した。

パターソンの劇的回復は、奇跡として全米で大きなニュースになった。二〇一八年、バズフィード・モーション・ピクチャーズは『スーパーバグ・スナイパー（スーパー細菌の狙撃兵）』という映画を制作し、パターソン夫妻やカール・メリルが出演した。

二〇一八年七月、ストラスディーとスクーリーはカリフォルニア大学サンディエゴ校の資金援助を得て、ＩＰＡＴＨ（アイパス）センター（Center for Innovative Phage Applications and Therapeutics：革新的ファージ応用・治療センター）を設立した。

パターソンの事例をきっかけとして、ファージ療法は本格的に進み始めた。[(1)–(4)]

1　細菌の溶解現象――ハンキンとトゥオートの観察

ガンジス川の水にはコレラ菌を殺す力が存在する

英国のアーネスト・ハンキン（図1）は、ケンブリッジのセントジョーンズ・カレッジを卒業後、短期間、ベルリン大学のコッホ研究室、パリのパスツール研究所で細菌学を学んでいた。一八九二年、二七歳のハンキンはインド・アグラの細菌学研究室で働くことになった。聖なる川であるヤムナー川とガンジス川の水について細菌検査を行なってみたところ、意外にもヨーロッパの主な川よりもきれいなことを見いだした。川の源流は細菌の汚染のないヒマラヤの雪解け水だが、両岸には集落が存在し、人々は沐浴し、ウシを洗い、衣服を洗濯し、火葬で半分焼かれた死体を捨てていた。ヤムナー川がガンジス川に合流する場所には巡礼が訪れていて、コレラ菌が常に見つかっていた。それにもかかわらず、ヤムナー川やガンジス川の下流ではコレラの発生がまったく起きていないのにハンキンは疑問を抱いた。ボートに乗って死体が捨てられた直後の周辺の水のサンプルを採取してまわり、細菌数を数えた。

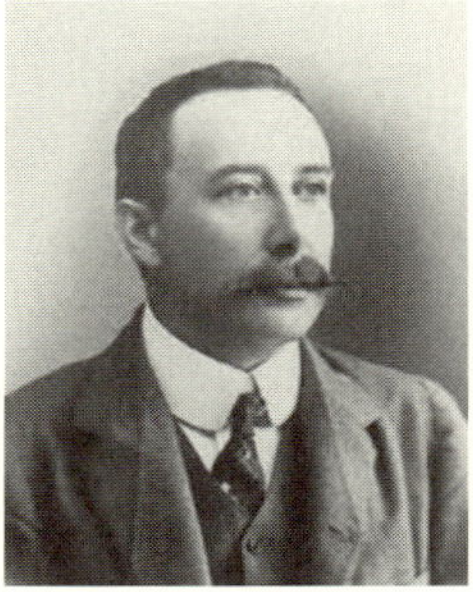

図1　アーネスト・ハンキン

一八九六年、ハンキンは『パスツール研究所紀要』に二つの論文を発表した。最初の論文「ヤムナーとガンジスの水のコレラ菌に対する殺菌作用」では、ガンジス川とその支流のヤムナー川の水について、「煮沸していないガンジス川の水はコレラ菌を三時間以内に殺す。しかし同じ水を煮沸すると殺菌は起こらない」と述べられていた。そして、汚染しているはずのガンジス川での水浴が、コレラの治療をむしろ助けている可能性を示唆していた。

ハンキンが報告した殺菌現象はバクテリオファージの最初の観察とみなされている。『トム・ソーヤーの冒険』などの作品で有名な作家マーク・トウェインは、ちょうどハンキンが報告した時、一年にわたる世界旅行でインドを訪れていた。彼は著書『More Tramps Abroad』（海外旅行記続編）でハンキンのことを紹介している。「われわれがアグラへ行った際、もっとも不潔と言われているガンジスの水が世界中でもっとも強力な清浄器であるという、記念すべき科学上の発見に偶然出合った!……アグラで働いていたハンキン氏はベナレスで試験を行なった。彼は、沐浴をしている川で下水が流れ込む場所の水を採取した。その水一ccには数百万のコレラ菌が含まれていた。六時間後、すべて死んでいた。……コレラ菌の集団を川の水に何度も加えてみた。六時間以内にすべて死んでいた。……ヒンズー教徒は昔からガンジスの水は完全に清浄と信じていて、そのため、不潔に見え死体が浮いていても飲んでいた。ヒンズー教徒は何世紀もの間、笑いものにされてきたが、今から考えを変えなければならないだろう」と。

しかし、ガンジス川の殺菌現象がファージによるという見解に対して、二〇一一年、オハイオ州立大学微生物学教授のスティーブン・アベドンが疑問を投げかけた。ハンキンのもうひとつの論文では、ガンジス川の水を密閉容器に入れて三〇分間加熱しても殺菌作用は保たれていたが、開け放したまま加熱すると殺菌力が失われたことから、殺菌作用は「揮発性」の因子によるらしいと書かれていた。この加熱は一一五℃の高圧蒸気滅菌器で行なわれたと推測されたことから、殺菌作用がファージによるとした場合、この条件で加熱されたファージが生きているとは考えがたい。さらに、殺菌作用を発揮するには、その菌に適合したファージが一ccの水に一〇〇万個以上含まれていなければならない。ファージでは説明できないと主張したのである。[5][6]

細菌が産生する透明化物質

フレデリック・トゥオート（図2）は一八七七年、英国サリー州南部の緑豊かな田舎で医師の息子として生まれた。ロンドンのセント・トーマス病院で医学を学んだが、家が豊かでなかったので、強い興味を抱いていた病理学への道を選ぶことができず、生活費を支えるため

図２　フレデリック・トゥオート

に病院の臨床検査室の助手になった。それでも、ここで病理学の経験を積むことができた。

一九〇九年、トゥオートはロンドン大学ブラウン研究所の所長に任命された。この研究所は一八七一年に獣医学研究のために設立されたもので、彼は病理学、細菌学どちらの研究室でも研究を行なうことができた。彼は、原始的な生命体の増殖のための要件を研究することにした。まず、ウシに重い病気を起こすヨーネ菌の増殖に必要な物質を見いだすことができた。これは、のちにビタミンＫであることが明らかにされている。

一九一〇年頃には、狂犬病ウイルスやポリオウイルスなど多くのウイルスが細菌フィルターを通過する濾過性ウイルスとして発見されていた。トゥオートは、土壌、肥料、干し草、池の水などを細菌フィルターで濾過して、寒天培地に加えて培養を試みた。数百回の実験を繰り返したが、すべて失敗した。細菌フィルターを通過するウイルスを人工培地で増殖させることはできなかったのである。次に、彼は天然痘ワクチン（ワクチニアウイルスが成分）を細菌フィルターで濾過せずに、寒天培地に加えてみた。寒天の表面に大量の小型球菌が増えていた。天然痘ワクチンはウシの腹部の皮膚で製造されるため、雑菌、とくにブドウ球菌が大量に含まれているのである。

培養された球菌は病気に冒されているように見えた。寒天の表面にはしばしば水っぽくガラスのような箇所があった。後に、トゥオートは回顧録で、「私は一四年以上、細菌とウイルスの研究を行なってきたが、このような変化は見たことがなかった。私は文献でのみ、同様の現象の記述を見つけた。それはアレキサンダー・フレミング卿の観察で、後に、ペニシリンによりブドウ球菌のコロニーに生じた「露のしずく」のような現象ということがわかった」と書いていた。

一九一五年、トゥオートは、『ランセット』誌に「顕微鏡で不可視のウイルスの性状に関する研究」という表題の論文を発表した。その中で、実験成績を次のようにまとめた。①ガラス様の変化のある細菌コロニーはどのような培地でも増えなかった、②ガラス様変化を顕微鏡で見ると、変性した小さな顆粒だけで細菌は見つからなかった、③球菌の純培養にガラス様のコロニーの一部を接触させると、その部分から始まって球菌培養の全体が透明になった、④透明になったサンプルを細菌フィルターで濾過しても、透明化する能力が保たれていた、⑤「透明化」する能力は何代でも新鮮な培養に移すことができた。

彼は、ガラス様変化は細菌を殺す濾過性病原体によるものと結論していた。そして、「はっきり結論するのは難しいが、顕微鏡で見えないウイルスがいることは否定できない。なぜならば、われわれはそのようなウイルスの正体について知らないからである」と述べていた。

続けて、「どのような手段かわからないが、透明化物質が球菌により産生されていることは確かで、自らを破壊し、新鮮な培養に伝達できることから、球菌の急性感染症と見なせる。……資金面から決定的な結論を得るまで、この研究が続けられなかったことが残念である」と述べていた。第一次世界大戦が始まってこの研究は中止され、それ以後再開されることはなかった。

この報告は、次章で述べるように、一九二一年、パスツール研究所のジュール・ボルデとミアイ・シューカが取り上げるまで、五年あまりの間、注目されることなく埋もれていた。[7][8]

2　独学の細菌学者フェリックス・デレーユ——成功までの道のり

放浪の細菌学者

フェリックス・デレーユ（図3）は一八七三年四月二五日、カナダのモントリオールで生まれた。彼が六歳の時に父親が亡くなり、母親とパリに移り住んだ。一七歳で高等学校を卒業した際、母親からお祝いにもらった三〇〇〇フランで南米を旅してまわった。パリに戻るためにリオデジャネイロから乗船してまもなく、乗客と乗組員の間で黄熱が発生した。八日間に二〇人が死亡し、死体がひとりずつ海中に投げ込まれていった。彼は、「乗客のほとんどが恐れおののいていた。私は完全に平静で、打ちのめされなかった……おそらく、生まれながらに私は微生物ハンターに必要な素質を備えている」と回顧録に書いていた。

パリに戻って、彼はさらにヨーロッパ国内を旅してまわり、二〇歳の時にトルコで駐トルコ・フランス大使の娘のマリー・カイルと出会い、すぐに恋に落ちて、まもなく結婚した。二四歳のデレーユは妻とひとり娘とともにモントリオールに移り住み、自宅に実験室を建

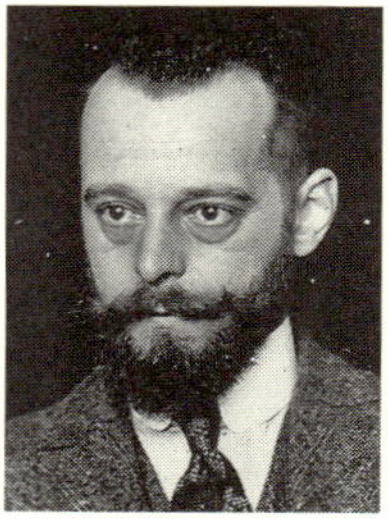

図3　フェリックス・デレーユ

て、独学で微生物の実験を行なう生活を始めた。彼は回顧録に、「私は絶えず細菌学のことを考えていた。そこで実験室を建てて、まったくひとりで実験を始めた。微生物学に興味を持っているフランス系カナダ人は二人しかいなかった。のちにモントリオール大学の微生物学教授になったベルニエ博士と私だけだった」と書いていた。

デレーユは正式の教育が欠けている点を実地経験で補うことにした。家族的なつながりを通じて、余っているメープルシロップを発酵させてウイスキーを製造するという、カナダ政府の仕事を世話してもらった。彼はパスツールを尊敬していて、パスツールが糖のアルコール発酵の研究から微生物学という新しい領域を誕生させたことが頭にあったのである。

この経験が、グアテマラ政府のバナナを発酵させてウイスキーを蒸留する計画への協力につながった。グアテマラでは市立病院の微生物学室長となり、マラリアや黄熱の対策もまかされた。黄熱が発生した際には、衛生状態の改善命令に従わなかった家族の家を焼き払うといった激しい措置を行なっていた。グアテマラ滞在中に家族全員がマラリアにかかり、二人の娘は黄熱にもかかったが、無事回復した。

一九〇七年、デレーユはメキシコ政府からサイザル麻から発酵によりアルコールを醸造する仕事を依頼された。サイザル麻とは、リュウゼツランの繊維から作る麻のことで、ユカタン半島のサイザル港から輸出されていたので、この名前がついていた。これの需要がなくなったので、農園主は別の利用法としてアルコールの製造を考えたのである。彼の家族はユカタン半島のメリダのサイザル農園に移り住んだ。この計画は成功し、醸造のための蒸留装置をパリの業者に製作してもらうことになった。彼は装置の製作を監督するためにパリに滞在し、空いている時間には、パスツール研究所に頼み込んで無給の助手として働いていた(9)―(11)。

イナゴの細菌で出合った透明斑

サイザル農園に戻ったデレーユは醸造工場の工場長になるよう依頼されたが、パスツール研究所で研究を続けたかったので断った。しかし、蒸留装置を運転できる代わりの化学者が見つかるまで残ることに合意した。これが彼に新しい挑戦のチャンスをもたらしてくれた。

一九一〇年八月末、デレーユの家の近くの公園にイナゴの大群が押し寄せた。彼は、「イナゴの病気を見つけることができるだろうか。運が向いてきた。素晴らしいチャンスだ！」「イナゴは人類が誕生して最初に出合った敵だ。その病気をイナゴ退治に利用すれば、伝染病の広がりについて研究する機会にもなるだろう」と回顧録に書いていた。彼は、下痢を起こしていたイナゴの腸から球桿菌を分離し、イナゴ退治に利用できる可能性を提唱した。

一九一一年、デレーユ一家はパリに戻った。彼は、ふたたびパスツール研究所で無給の助手として細菌学者アレッサンドロ・サリンベーニの部屋で働き始めた。細菌によるイナゴ退治の論文は研究所長のエミール・ルーがフランス科学アカデミーで報告してくれた。この論文は、聖書に書かれている一〇の災厄のひとつ、イナゴの大発生に対する新しい対策ということで、新聞で取り上げられ、かなりの評判になった。

アルゼンチンからは野外でのイナゴ退治の試験を依頼されて、デレーユは一九一一年末にアルゼンチンに出かけ、一九一二年から一九一三年にかけてイナゴ退治を行なった。一九一五年にはチュニス（現チュニジアの首都）のパスツール研究所から招かれてイナゴ退治を試みていた。これらの試験の成績については賛否両論があった。彼が用いた球桿菌についてもいくつかの議論があったが、一九五九年に、エンテロバクターの一種だったという論文が発表された。

イナゴ退治の試験を行なっていた際、デレーユは奇妙な現象を観察していた。球桿菌を寒天培地に接種し三七℃で培養すると、増えた細菌がシャーレの表面全体を覆って不透明になるが、時々、透明な斑点が現れていたのである。彼はこの現象に興味を持ったが、何が原因なのか、まったく想像がつかなかった。[11][12]

バクテリオファージの発見

一九一四年に第一次世界大戦が勃発し、パスツール研究所は病気の発生の監視や破傷風血清の製造などに追われることになった。一九一六年、パリ郊外のメゾン＝ラフィットに配備されていた部隊で赤痢が発生した。ここはドイツ軍との前線から八〇キロの場所で、デレーユは発生状況の調査を命じられた。兵士の糞便を調べたところ、重症の赤痢にかかっていることが確認された。さらに彼が注目したのは、糞便サンプルの培養中に球桿菌で見た透明な斑点が見いだされたことである。回顧録で彼は、「透明な斑点の現象はイナゴの球桿菌に限ったものではなく、ヒトの病原菌でも起こることを、ついに確認した」と書いている。彼は、透明斑が回復しつつある患者からの細菌だけに現れていたのに気がついた。そして、なにかが回復に関わっているという仮説をたてた。

その頃、パスツール研究所の病院に新しい赤痢患者が入院してきた。デレーユは患者の症状の経過だけでなく、どの時点で透明斑が現れるかを注意深く観察した。毎日、糞便のサンプルを採取し、その数滴を少量の肉エキス培地に加え、パスツール研究所のシャルル・シャンベランが考案した細菌フィルターで濾過した。ついで、その濾液を患者から分離した赤痢菌を入れた試験管に添加し、孵卵器で一晩培養し、翌朝どうなっているか調べた。もし透明斑を作るなにものかが含まれていれば、赤痢菌は食べられていて試験管は透明になると考えたのである。

濾液を加えた試験管と、対照として加えない試験管を孵卵器に入れて毎日観察したところ、最初の三日間は、両方の試験管は赤痢菌が増えたために濁っていた。四日目の朝、「驚くべき光景が待っていた」とデレーユは書いている。対照の試験管はいつものように濁っていたが、濾液を加えた試験管は透明になっていた。一晩の間に、赤痢菌は「砂糖を水で溶いたように」溶けていたのである。「目を閉じても、ひとつは濁った試験管、もう一方は透明な試験管を手にした瞬間が見える。……幸運な研究者がその人生の中で味わうところの喜びと幸福感に満たされた。眠ることなく過ごした夜と何年にもわたる仕事が、ついに報われたのだ」と振り返っている。

デレーユは病院へ駆けつけ患者の容態を看護師に尋ねた。「とても良くなっています」「これまで、今回のような重い赤痢が、このように急速に改善したのは見たことがありません」と彼女は答えた。デレーユは、患者が劇的に回復する経過に出合えるという幸運に恵まれたのである。

一九一六年一〇月一八日、デレーユは家族に赤痢菌が「微生物を襲う微生物」に食べられる光景を話した。家族四人で相談して、さまざまな候補名から最終的にバクテリアにギリシア語の「むさぼり食べる(ファイゲイン)」を合わせた「バクテリオファージ」の名称を採用した。バクテリアを食べるという意味である。日付をはっきり覚えているのは、下の娘ユベルトの誕生日の前夜だったためである。

一九一七年、デレーユはバクテリオファージに関する最初の論文「赤痢菌に拮抗する不可視微生物」を『フランス科学アカデミー・生物学会紀要』に発表した。これは、ファージ療法につながる歴史的論文となった。この論文では、ほかの多くの感染症でもそれに拮抗するファージが存在すると推測していた。すでに彼は腸チフス菌でもファージを見つけていたのである。もっとも重要な点は、ファージを生きた微生物と結論したことだった。ファージを含む液を希釈し、その少量を赤痢菌の培養に加えてみると、大量に加えた場合と同じ効果を示すことを見つけ、増殖していることを証明したのである(9)―(11)。

ファージ療法を思いつく

一九一九年春、デレーユは下痢をともなう伝染病で死亡したニワトリから、ニワトリチフス菌を分離した。この菌を四羽のニワトリに接種して調べたところ、糞の中からニワトリチフス菌とファージが検出された。養鶏場で感染の経過を観察した結果、彼はファージの出現が回復に必要と考えた。さらに、生き残ったニワトリが糞をつくることでファージを摂取することが病気の予防になって、養鶏場での発生を終息させるという仮説をたてた。そして実験室でニワトリにファージを食べさせてからニワトリチフス菌を接種して、発病しないことを確かめた。

デレーユは、ニワトリチフス菌で得た結果をヒトの赤痢に応用することを目指した。パリの小児病院の著名な小児科医ヴィクトール＝アンリ・ユイティネルを訪ねて、三年前の赤痢患者の回復例とニワトリでの実験の結果を説明して、ファージによる治療の試みへの協力を依頼した。デレーユは回顧録で、「彼は私が最初にファージの培養液を飲んで無害なことを

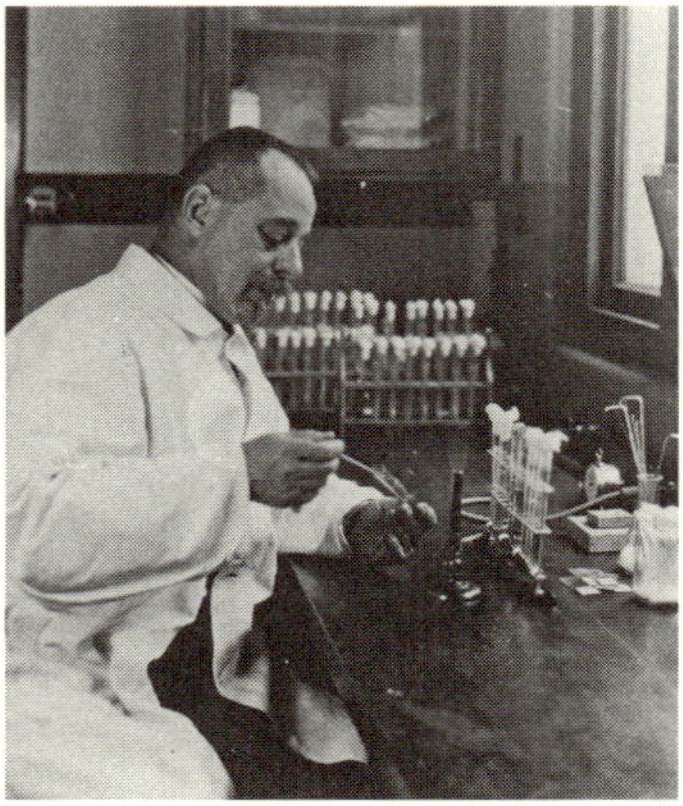

図4　パスツール研究所で実験中のフェリックス・デレーユ. Copyright: Institut Pasteur/Archives.

示すという条件で、若い患者の治療に用いることを承諾した」と思い出している。彼は、すでにファージの培養液を自分だけでなく、家族にも飲ませて安全なことを確かめていたので、ユイティネルの前で子どもに投与する量の一〇〇倍のファージを飲んでみせた。同席した病院のインターン数人も小さなコップに入ったファージを飲んだ。続いて、大きなフラスコに入ったファージをユイティネルはじめ皆で回し飲みした。皆の意見は、「味は良いとは言えないが、まったく飲めないというほどではない」と一致していた。

それからまもなく、赤痢で重体の三人の兄弟（三歳、七歳、一二歳）が入院した。もうひとりの妹が赤痢で死亡した直後だった。すぐにファージが投与され、三人とも二四時間以内に容態が改善しはじめ、回復した。

同じ年、サイゴン（現在のベトナム・ホーチミン市）のパスツール研究所長のアレクサンドル・イェルサンがパリに来た。彼は一八九四年、香港でペストが発生した際に、北里柴三郎に続いてペスト菌を発見していた。インドシナ（当時フランス領のインドシナ半島東部）はデレーユにとって、コレラやペスト、水牛の病気（牛疫）などが存在する憧れの国だった。一九二〇年三月、デレーユはサイゴンのパスツール研究所に行き、早速ペスト菌のファージ探索を始めた。しかし、ペストから回復した患者が見つからず、ペスト菌を保有していたラットの糞から分離できただけだった。

年末にインドシナから帰国したところ、彼の実験室は他の人に占領されていた。デレーユはかつて、副所長のアルベール・カルメットが開発していたＢＣＧについて危険性があるという見解を述べたことがあった（注：ＢＣＧはカルメットが助手のゲランと共同で、ウシの結核菌を一九〇八年から一九二一年にかけて継代して弱毒化したものである）。そのため、運営の権限を持っていたカルメットが、デレーユの留守中に彼を閉めだしたのである。デレーユは同僚の生物学者エドゥアルド・ボゼルスキの配慮で、彼の部屋の片隅に椅子をもらって最初の著書『バクテリオファージ——その免疫における役割』を書き上げた。これは一九二一年、カルメットの目を盗んで手配した結果、パスツール研究所のモノグラフ・シリーズとして出版された[9][10]（図４、

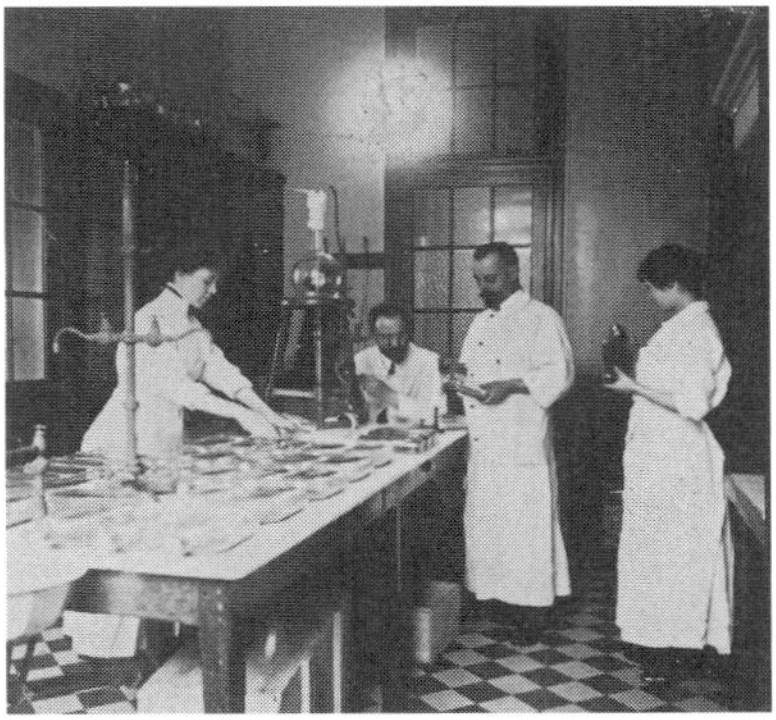

図５　パスツール研究所で実験中のフェリックス・デレーユ. Copyright: Institut Pasteur/Archives Félix d'Herelle.

図5)。

ファージ療法の成功

デレーユがファージを用いて赤痢の治療に成功したというニュースは欧米諸国に伝えられ、ファージ療法は急速に広がった。イタリア、スペイン、オランダ、デンマーク、スウェーデン、米国などで試みられた。ブラジルではオズワルド・クルス研究所が一九二四年には二四例の治療に成功して、一年のうちに一万バイアルのファージを製造して国内に配布した。

一九二四年、オランダのライデン大学からデレーユに名誉博士号が授けられた。一九二五年には王立オランダ芸術・科学アカデミーからレーウェンフック・メダルが授与された。レーウェンフックは一六七〇年代に自作の顕微鏡で微生物の姿を初めて観察し、微生物学の父と呼ばれている。このメダルは、一〇年ごとに、過去一〇年間に微生物学で最大の貢献をした科学者に与えられるもので、デレーユが尊敬し足跡を追いかけていたパスツールは一八八五年に授与されていた。

ノーベル賞は欧米の学者から推薦された候補者についてノーベル委員会が人選を行なって、カロリンスカ研究所の教授会が最終的に決定することになっている。デレーユは一九二四年から一九三四年まで毎年、ノーベル生理学・医学賞候補として推薦されていた。一九二六年には野口英世を含む七名からの推薦を受けて、ノーベル委員会は保留になっていた一九二五年の賞の最終候補としてデレーユを選んだ。しかし、カロリンスカ研究所教授会は決定を見送り、一九二五年の受賞者は欠けたままになっている。[10][11]

パスツール研究所内での論争

デレーユは自分の研究の成果を過大に宣伝し自己主張が目立っていた。そのため、パスツール研究所内でカルメットのほかにも敵が生まれていた。ベルギー・ブリュッセルのパスツール研究所長のジュール・ボルデ（注：ボルデは、血液中に発見した補体が抗体と共同で細菌を溶解することを証明して、一九一九年にノーベル生理学・医学賞を受賞していた）は大腸菌でデレーユの実験を試してみた。しかし、大腸菌の培養から濾過した濾液は大腸菌を殺さなかった。ボルデは、デレーユのファージは細菌から放出される毒素タンパク質で、ほかの細菌は殺すが自分自身を殺さないと結論した。

ボルデはミアイ・シューカとの共著論文を二篇、一九二〇年に発表し、赤痢菌の溶解が微生物によるというデレーユのファージ説を真っ向から否定し、細菌の刺激で引き起こされる免疫反応が産生する溶菌物質または酵素が細菌を殺すという説を主張した。

フランス駐在海軍武官の壁島為造は、一九一九年パスツール研究所でデレーユと赤痢菌の溶解現象の研究を始めた。しかし、ファージは微生物ではないと結論し、デレーユの反対を押し切って、酵素説を『フランス科学アカデミー・生物学会紀要』に発表した。その後、壁島は帰国し、海軍軍医学校の教官になった。

ボルデとシューカはさらに、『ランセット』誌に発表されていたトゥオートの論文を見つけ出し、溶菌現象を見つけたのはデレーユが最初ではないと指摘した。デレーユはトゥオートが見つけたのは別のものと主張していたが、結局同じものだと認めた。赤痢菌の溶解は「バクテリオファージ」の代わりに「トゥオート・デレーユ現象」と呼ばれるようになった。(10)(11)

コラム ◉ プロファージ説を提唱したアンドレ・ルヴォフ

アンドレ・ルヴォフは一九〇二年、フランスでロシア人の精神科医の父と彫刻家の母の子として生まれた。彼は一三歳の時に、パスツール研究所のエリー・メチニコフのところに連れていかれた。父親が友人で家族ぐるみのつきあいがあったからだった。メチニコフは、「君は微生物を見たことはあるか?」と訊ねた。ルヴォフが「ない」と答えると、顕微鏡の下に置かれたスライドガラスを示し、「これが腸チフス菌だよ。見てごらん」と言った。ルヴォフは興奮して覗いたが何も見えなかった。しかし、非常に印象深い思い出として残った。ルヴォフは一九二〇年代初めにパスツール研究所の研究員になり、原生動物の研究を始めた。

一九二五年、ボルデは赤痢菌を維持している際に、刺激などを加えていないのに時折、細菌が溶け、その培養液はデレーユの言うように、溶菌活性を伝達できることを見つけた。彼は、それを「溶原化現象」と名づけていた。パスツール研究所のウォルマン夫妻は、溶原化現象について、ファージは遺伝情報を含んでいて、それが溶原化した細菌では受け継がれるという仮説を提唱していた。しかし、第二次世界大戦が始まり彼らは捕らえられて、ドイツの強制収容所に入れられ殺された。

終戦後の一九四九年、ルヴォフは溶原化現象の研究を始めた。ルヴォフは溶原化した細菌からファージをいろいろな手段で産生させることを試みたが、すべて失敗した。そこで、彼は紫外線の照射を試みた。彼の実験室は屋根裏で、適切な遮蔽が行なわれていなかったため、このアイディアは非論理的だったと回想している。彼はこの実験のことを次のように語っている。

「それは非常に暑い夏の日だった。……照射後、絶望と期待で、私は肘掛け椅子に倒れ込んだ。一五分後にテクニシャンのエヴリン・リッツが入ってきた。「先生、私〔細菌〕はちゃんと成長し続けています」と報告した。〔筆者注：彼女は細菌を擬人化して〝私〟に置き換えている〕……六〇分が経過した。彼女は非常に静かに、柔らかい声で、「先生、私〔細菌〕は完全に溶けています」と報告した。細菌は消失したのである。」

紫外線により、潜んでいたファージが生き返り、溶菌性となって細菌を溶かしていたのである。

ルヴォフは、溶原化について、プロファージという簡単で暗示的な仮説を提唱した。一九六五年のノーベル生理学・医学賞の受賞講演で、彼は、「ウイルス感染は二つの結果をもたらす。一つは〝完全な戦い〟で新しいウイルスを大量に産生して、細菌を破壊する。二つ目は、ファージの遺伝子が〝プロファージ〟と呼ばれる不活性な形で細菌の染色体に組み込まれて存続する〝平和共存〟である」、と述べている。

デレーユとボルデの間で、ファージの本体について論争があった際、デレーユは溶菌性ファージを用い、ボルデは溶原性の大腸菌ファージのひとつ、ラムダファージを用いていたと、現在では推測されている。[13][14] ファージには溶菌性のものと溶原性のものがある（詳しくは第6章図11参照）。溶菌性のファージの場合は、細菌に自身のゲノムを注入すると直ちにファージの複製が行なわれ、複製されたファージが細菌を溶かして出てくる。溶原性のファージの場合は、注入したゲノムは細菌のゲノムの中に取り込まれ（プロファージ）、細菌の複製とともにその子孫に受け継がれる。紫外線などの外部からの刺激により、プロファージは細菌の細胞質内に飛び出してファージの複製を開始することになる。

定職についたデレーユ

パスツール研究所を追い出されたデレーユは、しばらくの間、オランダのライデン大学で客員研究員をつとめていた。一九二五年、エジプトのアレキサンドリアにある国際連盟直属の在エジプト衛生・海事検疫局の細菌学研究室主任に任命された。五〇歳を過ぎて、彼は初めて定職につき、業績も国際的に認められたのである。

その夏、アレキサンドリア港に停泊中の二隻の船から四人が腺ペストと診断された。これは高熱とともに、多くの場合そけい部のリンパ節に腫瘤ができる。デレーユは著書『バクテリオファージとその行動』で一八歳のジョルジュ・カスの症例を紹介している。

「七月一三日午後二時、患者の体温は四〇・三℃、脈は一三〇、顔は腫れ上がり、眼は充血して瞼が垂れ下がっている。……二つの腫瘤はクルミ大で押すと痛む。私はペスト菌ファージ(インドシナでラットから分離)〇・五ccを二つの腫瘤の中央に注射した。患者は抵抗しようとはしなかったので、明らかに痛みは感じていない。一四日目の朝、患者の容態は完全に変化した。疲れを感じると言っていたが、痛みはなく気分はよかった。……一五日目にベッドから起き上がり、一六日目には食べたいと話した。八月八日までに完全に回復した。」

デレーユの報告は一〇月二一日、『医事プレス』に筆頭論文として掲載され、植民地政府から熱狂的に受け止められた。

ペストの治療に成功したニュースはインドにも届き、ボンベイのハフカイン研究所はデレーユにファージの分与を依頼した。この研究所の設立者、ウクライナのオデッサ生まれのヴォルデマール・ハフカインはコレラとペストのワクチンを開発していた。しかし、これらは予防用であって、発病した患者を治療することはできなかった。一九二六年、研究所はハイデラバードとアグラで、半数の患者にファージを投与し、残りの半数には投与しない比較対照試験を行なった。結果は失敗に終わった。インドシナのファージはボンベイで流行していたペスト菌には効果を示さなかったのである。

翌年、デレーユは自費でインドに行き、パンジャブ州の村でコレラに対するファージ療法を試みた。今度は有望な成績が得られた。対照として従来の治療法である食塩水の注射を受けた三三人の患者では死亡率が四〇パーセントだったのに対して、ファージを投与された一六人の患者では死亡者は出なかったのである。六カ月にわたって一九八人の患者で行なわれた別の試験では、ファージの投与を受けた七四人の患者での死亡率は八パーセントで、対照グループでは六三パーセントだった。

一九二七年夏には、パンジャブにコレラ治療用ファージの大きな製造施設が建てられた。デレーユは、信頼していたユーゴスラビア出身のイゴール・アシェコフに野外試験を任せた。アシェコフは田舎の井戸にファージを投げ込んでいった。これらの井戸は村人だけにとどまらず、夏の巡礼時期に訪れる数千人の巡礼者が用いていた。この試験は最終的に数百万人を対象としたものになった。この年の巡礼者の間でのコレラ発生は例年の約八分の一だった。見かけ上、成功したような成績に地域の保健担当者は興奮していたが、当時はマハトマ・ガンジーが主導した反政府運動のさなかであり、しかも地域の長老たちが記録を怠っていたため、しっかりした評価はできなかった。

それにもかかわらず、ファージ療法は広く知られることになり、パリにデレーユが設立したバクテリオファージ研究所からは、一九二〇年代、毎年一〇万ドーズ(接種分)のコレラ菌ファージがインドへ船で送られていた[10][11]。

ファージ療法が主題となった小説『アロースミス』

米国初のノーベル文学賞作家シンクレア・ルイスの代表作『アロースミス』は、一九二五年に出版された。主人公である理想主義者の若い医師マーチン・アロースミスが研究者として成長していく過程が、二〇世紀初めの医学界を背景として、生き生きと描かれている。

本書が書かれたきっかけは、一九二二年一二月、ルイスが細菌学者を主人公とした小説の構想について、カリブ海の島セント・フーバーツ・アイランドで友人のポール・ド・クライフに会って相談したことだった。ミシガン大学の細菌学助教授だったド・クライフは、一九一四年に始まった第一次世界大戦の際、米陸軍衛生将校としてパスツール研究所で働いていて、デレーユの研究を知っていた。終戦後は、ロックフェラー研究所で細菌学を研究していたが、まもなく作家に転向した。ド・クライフはルイスと島々を旅しながら、ファージの発見の経緯やそれに対する周囲の反応などをルイスに教えた。

本書の山場は、アロースミスが、偶然の大発見をして〝X物質〟と名づけたことから始まる。「見つけたぞ！　本物だ！　細菌を食べる、溶かす、そして殺す。おそらくすごい治療薬だ」。ところが、彼のボスのマックス・ゴットリーブは、「パスツール研究所のデレーユがちょうど『フランス科学アカデミー・生物学会紀要』に〝バクテリオファージ〟を発表している。君のX物質は間違いなくそれだ」と教える。アロースミスは最初の発見者ではなかったことに落胆するが、カリブ海のセント・フーバーツ・アイランドでペストが発生して数千人の市民が死んでいくのに出合い、ファージによる治療を始めることにする。ド・クライフと会っていた島が舞台になっている。

ゴットリーブはアロースミスがファージを用いることを許可する。そして、患者の半数にファージを投与し、半数は投与しない対照とするよう命じる。このような対照試験は当時、有望な処置の機会を奪うことになるので非倫理的であるとして、稀にしか行なわれていなかった。ド・クライフはこのようなセンチメンタリズムに反対の見解を持っていた。

この問題について小説『アロースミス』では、より複雑で人道的な展開を見せている。アロースミスの友人たちは島の住民すべてに対して同じように処置するべきだと説得するが、彼は耳をかさず対照試験を推し進める。親友のグスタフ・ゾンデリュースがペストにかかって死亡する。島の住民は処置してもらえないことを非難して石を投げつける。アロースミスは叫ぶ。「私はセンチメンタリストではない。私は科学者だ！」。しかし、妻のレオーラも感染して死亡してしまう。彼はそれまでのかたくなな態度を変え、ボスの厳しい命令にそむいて、すべての患者にファージを投与するのだ。

ペストは終息し、アロースミスは救世主としてヒーローになるという筋書きだ。

デレーユは一九二五年三月一一日付けの友人あての手紙に、「シンクレア・ルイスの小説、『アロースミス』を読んだか？　ほとんどすべてがバクテリオファージにもとづいている！」と興奮して書き送っていた。

なお、『アロースミス』が出版された翌年、ド・クライフは『マイクローブ・ハンターズ』を出版した。これは当時一〇〇万部以上も売れるという空前のベストセラーとなった。日本では『微生物の狩人』（秋元寿恵夫訳、岩波書店、一九八〇年）として完訳が発売されている。

ところで、『アロースミス』の和訳として『ドクターアロースミス』（内野儀訳、小学館、一九九七年）がある。私は二〇年ほど前にファージ療法の調査を始めた際に、この訳書を読んだのだが、デレーユのことがまったく書かれていないので不思議に思っていた。今回、原書を電子版で読んだところ、完訳ではなく、半分弱の抜粋だったことに驚かされた。本書の山場となるカリブ海の島での活躍はわずか二ページのエピローグにまとめられている。ピューリッツァー賞の受賞作（辞退したが）でもある名作が抜粋というのは残念である。[15][16]

五年間で終わったイェール大学教授

一九二八年六月、デレーユは米国コネチカット州ニューヘブンにあるイェール大学医学部の細菌学教授に任命された。ニューヘブンに到着して間もなく、彼はフィラデルフィア病理学会での講演に出かけた。一〇月にはスタンフォード大学から講演に招かれた。

一九三〇年には『アロースミス』の著者のルイスがノーベル文学賞を受賞して、ファージ療法は全米で「自然のGメン」、「人類の微小な友」などとして、有名になっていた。さらに、グレタ・ガルボとジョーン・クローフォードという大スターが共演した映画『アロースミス』は一九三二年アカデミー賞にノミネートされた。デレーユの名前とファージ療法は全米に知れ渡った。エリ・リリー社やスクイッブ社のような製薬大企業もファージ製剤を販売した。

一九三一年末には、有名スターがファージ療法で回復する事例が起きていた。一一月二二日、ハリウッドでもっとも人気があった西部劇スターのトム・ミックス(五一歳)は激しい腹痛におそわれ、その日のうちに容態が悪化した。夕方、彼はハリウッドのスターたちがかかりつけているニコル・スミス医師に往診を求めた。スミスは虫垂炎と診断して入院させ緊急手術を行なった。開腹してみると、虫垂は破れていて腹腔には数百万の細菌が充満していた。当時の標準的処置は食塩水で腹腔をできるだけ洗浄するだけで、効果は無きに等しかった。

五年前にはハリウッド・スターのルドルフ・ヴァレンチノも腹膜炎で死亡していた。

幸いなことに、スミスはスタンフォード大学のE・W・シュルツ教授と知り合いで、彼の研究室ではファージを作りはじめたところだった。スミスはシュルツのもとにミックスの細菌を送り、それに適合するファージの送付を依頼した。一一月二四日火曜日、六時にプロペラ機がハリウッド近くの飛行場に着陸し、そこからオートバイで病院にファージが届けられた。直ちにカテーテルでファージが注入された。ファージは四日の間に少なくとも三回、届けられた。ファージはすぐに効果を発揮した。一二月三日の『ロサンゼルス・タイムズ』紙の一面にミックスが固形食を食べている写真が掲載された。彼は翌年一月二五日には撮影に復帰した。

デレーユの名声はますます広がり、彼はいくつもの大学や医学会などから講演を依頼された。さらに夏にはフランスに戻って家族と過ごしていた。医学部長のミルトン・ウインターニッツは、デレーユが旅行に出かけることがあまりにも多いのに不満だった。デレーユは予算のことでもウインターニッツと揉めていた。

ウインターニッツはまた、デレーユがフランスで民間研究所を発足させる計画を進めている噂を聞き、その計画を取りやめるよう迫った。デレーユは自らを「ファージ療法の番人」と考えていて、ファージ製剤の品質を保証しなければならないと考え、自分で製造することにしたのである。バクテリオファージ研究所は一九二〇年代終わりに設立され、デレーユの義理の息子が運営して一九七〇年代まで続いていた。

一九二九年、米国で大恐慌が起きた。英国やドイツでも起きていたが、フランスでは一九二〇年代の黄金期がまだ続いていた。ウインターニッツとの仲違いもあり、デレーユは終身地位が保証されていたにもかかわらず、大学に辞表を提出した。それには、「誤解の連続」と「経済状況」のためと書かれていた。彼は一九三三年五月末、新造の豪華客船チャプレイン号で七日間の船旅を終えてフランスに戻った。六〇歳だった。[10][11]

3　スターリン政権のもとで進展したファージ療法

グルジアでのファージ研究所設立計画

イェール大学からパリに戻る直前、デレーユは旧友のゲオルギー・エリアヴァ（図6）から、ソ連・グルジア（現ジョージア）の首都トビリシにファージ療法の研究所を新設するので手伝ってほしい、という手紙を受け取っていた。一九三〇年代、科学研究の中心はドイツ、フランス、英国、米国であった。一九三一年、スターリンは「われわれは先進国から五〇年から一〇〇年遅れている。一〇年間にこの距離を縮めなければならない。さもないと、われわれは押しつぶされる」と演説した。この目的を達成するために、ソ連は急速な工業化を進めることにして、海外から卓越した科学者やエンジニアを誘っていた。デレーユはその一人だった。

エリアヴァは一八九二年、グルジア西部のサックヘレ村で生まれた。彼の伯母はマンガン鉱山で財をなしていた。彼は一九〇九年にウクライナのオデッサ大学で文学を専攻したが、

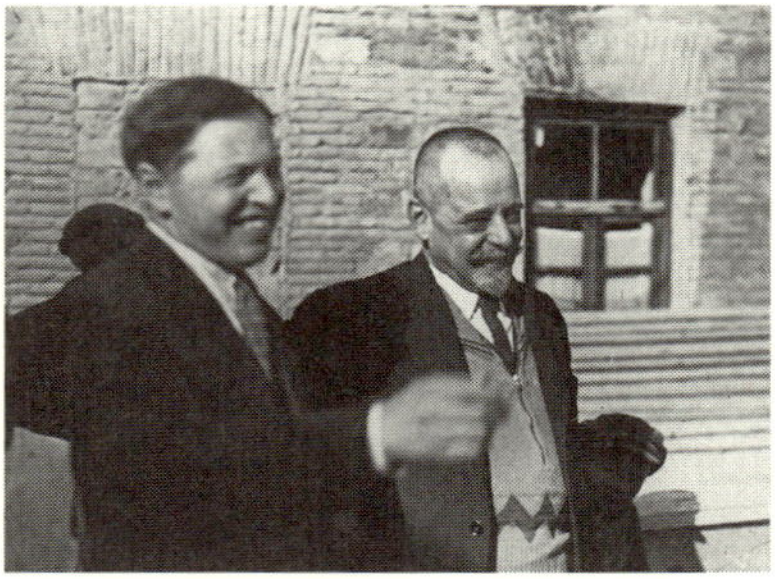

図６　ゲオルギー・エリアヴァ（左）とフェリックス・デレーユ．Copyright: Institut Pasteur/Archives.

革命活動のために放校され、一九一二年からジュネーブで文学ではなく医学を学んだ。しかし学期休みで帰郷中に第一次世界大戦が始まりジュネーブに戻れなくなり、モスクワ大学に入り、一九一六年優秀な成績で卒業した。

一九一七年、エリアヴァはトビリシの微生物学研究所の所長に任命された。彼の孫娘のナターシャ・エリエヴァの話によると、「ある時、彼はコレラ菌を培養したスライドを顕微鏡で観察していた。彼はほかのことに気が紛れ、そのまま実験室を出てしまい、しばらくしてから実験室に戻ってみるとスライドの上の菌は消えていた。スライドを洗わなかったのは確かだったので、実験を繰り返してみたが、同じ現象が起きた」。エリアヴァはこの現象を論文にしていないが、エリアヴァ研究所の保管文書に記されている。

一九一八年、エリアヴァは近代的な微生物学研究所の設立に必要な最新の微生物学を学ぶために、グルジア政府からパスツール研究所に派遣された。翌年、彼はデレーユの赤痢菌ファージについての論文を知り、所長のエミール・ルーの許可を得て、デレーユの実験を追試してみた。その結果、自分がコレラ菌で見た現象はファージによると思い至った。ルーはエリアヴァの追試の結果を、ニワトリチフスに取り組んでいたデレーユに電報で伝えた。孫娘が母親から聞いた話では、「研究所に戻ったデレーユは、玄関で「エリアヴァはどこにいる。すぐに会わせろ」と叫んだ。ゴージ(エリアヴァのニックネーム)が走ってくると、デレーユは彼をハグし、キスした。そして、その時から二人は父と息子のようになった」。

二人の間に友情が芽生え、一九二一年には二篇の論文を共著で発表している。この年にデレーユはパスツール研究所を去った。エリアヴァもグルジアへ戻り、一九二三年トビリシに細菌学研究所を設立した。

一九三三年一〇月、デレーユは妻のマリーと一緒にマルセイユから船で地中海、ダーダネルス海峡、ボスポラス海峡を横断して黒海に入り、グルジア南西部の都市バトゥミに到着した。ここは、エリアヴァが少年時代を過ごした場所だった。ここでエリアヴァと再会し、首都のトビリシに向かった。

二人はバクテリオファージ研究所の設立に向けて熱心に働いた。デレーユは毎朝八時前には研究所に着いていた。彼は、三七℃の孵卵器など、いろいろな実験器具も持参していた。一九三五年にパリへ戻ってからも必要な器具を送り届けていた。時折、彼はソ連を訪れ、細菌学について講演し、ファージ療法に関心のある医師たちにも会っていた。グリゴリー・カミンスキー公衆衛生長官からは、モスクワでファージ療法の研究を行なうことを勧められたが、六一歳という年齢や持病の慢性気管支炎がモスクワのきびしい気候で悪化するのをおそれて、断っていた。

デレーユはトビリシに一九三三年一〇月から一九三四年四月までと、一九三四年一一月から一九三五年五月までの二回滞在した。その間にファージ研究をまとめた三つ目の本『バクテリオファージと回復現象』を書き上げた。これをエリアヴァはロシア語とグルジア語に翻訳した。ロシア語版にはスターリンへの献辞が書かれていて、デレーユのサインが入っていた。この本は一九三五年にデレーユがフランスに戻った後にトビリシ大学から出版された。

エリアヴァは壮大なファージ研究所の計画をデレーユと一緒に立案した。彼は最初、グルジア共産党中央委員会第一書記で秘密警察長官のベリヤにファージ研究所設立の公式請願書を提出した。しかし、鼻先であしらわれた。エリアヴァは以前にベリヤと一緒にモスクワに行った際、スターリンに会ったことがあった。そこで、彼は友人でモスクワの共産党幹部のオルゾニキに頼んで、設立計画書をデレーユの著書のロシア語版とともに、ベリヤを通さず、スターリンに届けてもらった。スターリンはベリヤに計画を承認するよう命令した。

ところが、一九三六年一二月、いわゆるスターリン憲法が制定され大粛清が始まり、ベリヤはグルジアで最高権力者となった。翌年一月二二日、エリアヴァは突然KGBに逮捕された。七月一一日、グルジアの共産党機関紙に「科学者ゲオルギー・エリアヴァはスターリンの科学への親身な後援に対して恐るべき破壊活動で応えてきた。彼は血まみれのファシスト、トロツキストの命令でソヴィエト人民を、とくに戦争の際に、殺すための細菌を用意してきた」という記事が掲載された。

トビリシで恐ろしいことが起きているという噂はパリにも届いた。ある説によると、デレーユはエリアヴァの逮捕を知り、フランス政府に介入を促した。要請はスターリンのもとに届き、彼はベリヤに訊ねたところ、エリアヴァはすでに射殺されたと答えた。実際には彼はまだ生きていたが、ベリヤはその日のうちに射殺を命令したと言われている。

エリアヴァの死でトビリシのバクテリオファージ研究所と西側諸国とのきずなは断絶した。デレーユは一九三五年秋、列車事故で怪我を負い、翌年春まで数カ月間をリヴィエラで過ごした。それからは、ファージ療法の普及で多忙をきわめていた生活と離れて、『微生物学者の遍歴』という表題の自伝と、科学的なアイディアを述べた『経験の価値』というモノグラフをまとめていた。これらは出版はされなかったが、パスツール研究所のアーカイブスに保存されている。

一九四七年、古くからの所員の反対を抑えて、パスツール研究所はデレーユのファージに関する最初の論文発表の三〇周年記念の講演会を開き、パスツール研究所記念メダルを授与した。翌年には、フランス科学アカデミーが自然科学への貢献に対するプチ・ドルモイ賞(Prix Petit d'Ormoy)を授与した。その翌年、一九四九年二月二二日、彼は膵臓ガンで亡くなった。七五歳だった。[10][11]

第二次世界大戦がもたらしたファージ生産の最盛期

エリアヴァは粛清されたが、バクテリオファージ研究所の計画は消されなかった。一九三六年四月、ソ連人民委員会はファージ療法の複合施設と附属病院の建設を認め、一七ヘクタール、サッカー場四二個分の土地がトビリシの近郊、サブルタロに用意された。一九三九年、微生物学・疫学・バクテリオファージ研究所が発足した。エリアヴァの名前や貢献は公式の文書からすべて削除されていた。この研究所は部分的にパリのパスツール研究所をモデルにしていた。戦争が近づいていて、軍事予算が増加したため、病院の建設は見送られた。

一九四〇年代初めから、ソ連各地で毎年、五月から一〇月までの下痢の流行する期間、一〇〇万人以上の小児に対して、赤痢菌ファージによる大規模な予防キャンペーンが行なわれた。赤痢に感染した三歳までの小児の数はキャンペーン開始前の三分の一に減少したと伝えられている。

一九三九年九月一日、ドイツのポーランドへの侵攻により、第二次世界大戦が始まった。一一月末、ソ連はドイツとの秘密条約でフィンランドに侵攻してソ連＝フィンランド戦争が始まった。赤痢対策に加えて、戦場ではガス壊疽対策が重要な課題になった。ガス壊疽は、クロストリジウム属のウエルシュ菌が、深い傷口で増殖し毒素を産生して組織を破壊する際にガスを発生する病気で、戦傷でもっとも恐れられている合併症である。

フィンランド戦線でクロストリジウム・ファージの治療効果が調査された。ファージによる治療を受けた七六七名の兵士のうち一八・八パーセントが死亡した。これに対して従来の処置である壊死組織の切除を受けた対照群の兵士では四二・二パーセントが死亡した。

戦争はファージ生産の最盛期をもたらし、赤痢菌ファージの生産は一九四二年には一九四〇年の三〇〇パーセントに上昇し、ほかの病原菌に対するファージ生産は五六〇パーセントにまで増加していた。研究者と技術員は一〇〇人から一二〇人、工場の作業員は五〇〇人から六〇〇人が働いていた[9]。

4　ファージ療法の衰退

抗菌薬の時代の幕開け

一九二八年九月三日、ロンドンのセントメリー病院の細菌学教授アレキサンダー・フレミングは休暇から戻って、化膿性疾患などの原因であるブドウ球菌のコロニーが生えているシャーレの整理を始めた。すると一枚のシャーレにカビの塊が点在していて、その周辺が透明な輪で囲まれているのに気がついた。トゥオートとデレーユが記載したものとよく似ていて、カビが細菌の増殖を抑えるなにかを分泌しているように見えた。カビは青カビの一種ペニシリウム属のものだった。

そのカビの分泌物は連鎖球菌、髄膜炎菌、ジフテリア菌など、当時もっとも手強かった細菌を殺した。さらに、カビの抽出物をマウスとウサギに接種したところ、毒性が非常に低かった。彼はこの物質をペニシリンと名づけ、一九二九年六月に『英国実験医学雑誌』に報告し、治療に役立つ可能性に簡単に言及した。しかし、有効成分の抽出を一九三五年まで何回か試みたものの失敗に終わった。

一九三九年、オックスフォード大学サー・ウイリアム・ダン病理学研究所のハワード・フローリーのもとで働いていたエルンスト・チェーンは、ペニシリンの抽出を始めた。チェーンは夢の新薬ではなく、カビが細菌の細胞壁を破壊する仕組みの方に興味を抱いていた。細胞壁は動物の細胞には存在しないため、ペニシリンがマウスなどでは毒性を示さないと考えたのである。

しかし間もなく、彼の研究は新薬開発に方向転換することになった。フローリーと共同で、動物実験と臨床試験を行なうために、毎週五〇〇リットルのカビ濾液を処理し始めた。第二次世界大戦のさなか、最初は浴槽、差し込み便器、牛乳缶などで培養を行なった。のちに発酵容器が考案された。実験室はペニシリン工場になった。

一九四一年二月一二日、四三歳の警察官アルバート・アレキサンダーがペニシリン治療を受けた最初の患者となった。彼はバラの剪定中に顔に傷を負い、両眼、顔、肺に大きな膿瘍ができていた。ペニシリン投与で二、三日中に症状は改善した。しかし、ペニシリンが底をつき、再び症状が悪化し、死亡した。

ちょうどこの頃、英国本土はドイツ軍の空襲を受け始め、英国でのペニシリンの大量生産は不可能になった。一九四一年六月、フローリーは米国の製薬企業に協力を依頼するため、ペニシリンカビ培養の中心メンバーのノーマン・ヒートリーとともに渡米した。そこでメルク社、スクイッブ社、ファイザー社を含む約三五の研究機関と数千人が関わる米英共同チームが結成され、北アフリカやソ連など各地での野外試験の後、一九四四年には民間病院に導入された。

一九四五年、フレミング、フローリー、チェーンはノーベル生理学・医学賞を授与された(4)(17)。

冷戦時代に残っていたファージ療法

一九四三年一一月末、イランの首都テヘランで行なわれたルーズベルト、チャーチル、スターリンの会談で、ノルマンディー上陸作戦の実行計画が決定され、同時に西側の科学技術の進展をソ連が共有することが合意された。一九四四年一月、フローリーは英国代表として、カビのサンプルと精製ペニシリンを携えてモスクワに行った。しかし、大量生産の方法の詳細は伝えなかった。

ソ連では実験医学研究所のジナイダ・イェルモレヴァが、爆弾シェルターのはがれた壁から採取したカビをもとに、クルストジンと名づけたペニシリンを作っていた。しかし、大量生産することができなかったため、製法の特許をチェーンから購入した。

一九四五年のヤルタ会談から米ソの対立が始まり、国際的な科学協力関係が破綻した。戦時中に推進されていた国際研究協力は犯罪行為と同様にみなされるようになった。一九四八年三月一七日の『プラウダ』紙は、イェルモレヴァの業績を引用して、「ペニシリンはロシ

ア の発見」と報じた。一九四九年ペニシリンの大量生産の責任者ユリ・ザイフマンは、西側のペニシリン特許の継続を主張したために、逮捕され、シベリアに追放された。

ソ連では国家の方針として、ペニシリンの代わりに、ファージの大量生産が続けられた。トビリシのファージ研究所は、グルジア保健省からソ連の中央政府の管轄に移され、軍の監視のもとでファージが生産された。

ソ連がファージを選択した理由はいくつかあった。一九五〇年代から六〇年代に用いられた抗菌薬には毒性の強いものがあって、副作用の少ないファージ療法を支持する医師が多かった。工場で化学合成される抗菌薬と比べて、ファージは短時間で自己増殖するので大量のファージ製剤を作ることができた。ファージの生産コストは、抗菌薬よりもはるかに安価だった。ファージによる治療中に細菌がファージ耐性になった場合には、系統的に保存されていたファージ・ライブラリーから有効なファージを選ぶことができた。中央化されたシステムが機能した共産主義国家のため、このような対応ができたと言われている。

一九六〇年八月、宇宙衛星スプートニク五号には二匹のイヌ、四〇匹のマウス、二匹のラット、ショウジョウバエ、種子、カビ、種々の細菌、ヒト細胞とともに、二つのタイプの大腸菌ファージが載せられていた。

一九七〇年代、中断されていた六〇〇〇キロのバイカル－アムール（バム）鉄道の建設が再開された。この鉄道の建設は、極東の防衛に備えるために一九三〇年代から始まり、第二次世界大戦終了後はシベリアに抑留された日本人も働かされたが、一九五三年のスターリンの死後、一旦中止されていた。一九六〇年代後半、中ソ対立で戦略的に重視されるようになり、建設が再開されたのである。

過酷な環境の現場では、工事作業員の間でブドウ球菌の感染がまん延していた。原因菌は病原性が高く多剤耐性だった。一九七五年、トビリシのファージ研究所の副所長テイムラス・チャニシヴィリは、全国から細菌のサンプルをトビリシに送るようソ連政府に依頼した。毎年、二万から三万のサンプルが届き、研究所ではそれらを鑑別し、研究所に保管しているファージで殺すことができるか調べた。彼らはまもなく、ブドウ球菌用としてトビリシに保管されているファージがモスクワの細菌には効果を示さない場合のあることに気がついた。ファージ耐性の細菌が存在していたのである。

トビリシのファージ研究所ではひとつの細菌に対して、複数のファージを混合したカクテルを保管していた。ファージは餌食のあるところ、つまり薬剤耐性菌が発生した病院にいるはずなので、そこの下水から採取した。もっとも簡単な方法は、昔、エリアヴァがコレラ菌ファージを発見したムツクヴァリ川の下水が流れ込む場所で採取することだった。

研究室では、ファージを含んでいそうな下水を培地に加え、そこに問題の耐性細菌を接種した。三七℃で約二四時間培養したのち、遠心分離すると、ファージは軽いので上澄み液に残り、細菌は遠心管の底に集まる。ついで、ファージを含む液を問題の細菌が一面に増殖している寒天培地のシャーレに加えて、透明なプラーク（溶菌した領域）ができることを確かめる。プラークの形が同一になるまでこの作業を繰り返して一種類だけのファージを分離した。最後に電子顕微鏡で確かめて、既存のカクテルに追加した。

急速に耐性を獲得する細菌に追いつくために研究所では半年ごとに、それぞれのファージ・カクテルについてこの複雑な過程を繰り返していた。こうして、化膿性の傷口には、ブドウ球菌、連鎖球菌、大腸菌、プロテウス菌、および緑膿菌に対するファージ・カクテルが用意され、混合されるファージの種類は更新されていた。

このファージ・カクテルの調製は、ソ連の保健当局から監視を受けていて、販売される製剤は一定の試験対象の細菌を少なくとも七〇パーセント死滅させることが求められていた。また、定期的に動物実験で毒性が確認されていた。副所長のチャニシヴィリによると、ファージ・カクテルによる治療の成功率は平均すると、一九五〇年代の五七パーセントから一九八〇年代には九〇ないし九五パーセントに上昇していたという。

一九八〇年代、ファージ・カクテルの製造は最盛期を迎えた。毎日、数千リットルの培養液でファージが培養され、濾過装置で精製されたファージは加圧装置で乾燥され、錠剤に調製された。一九八九年のある日の記録では、下痢用の錠剤が八万八六〇〇錠、中央アジアにおけるサルモネラ症の予防用に四九万七〇〇〇錠が生産されていた。

一九八六年にゴルバチョフ政権のペレストロイカが始まり、グルジアではエリアヴァの生涯や貢献について語ることができるようになった。一九八八年、研究所はエリアヴァ・バクテリオファージ研究所に改名された。一九九一年、ソ連の崩壊に伴い、グルジアは独立した。赤痢が流行していた赤軍やほかの共和国からの需要も急激に減った。

生産設備は分割されて民営化され、研究所とのつながりが絶たれた。研究所は冬の時代を迎えたのである。(9)(11)(18)

5 ファージの研究から生まれた分子生物学

物理学者から生物学者へ転身したマックス・デルブリュック

ドイツの理論物理学者マックス・デルブリュック(図7)は、自分の専門の量子力学が遺伝子や遺伝法則と共通性があることを感じ取っていた。一九三五年、米国のウェンデル・スタンレーがタバコモザイクウイルスの結晶化に成功したことを知り、デルブリュックは、ウイルスが生きている分子であれば、生命の問題に取り組むための単純な実験系になると考えた。

一九三七年、ロックフェラー財団の奨学金で米国に渡ったデルブリュックは、ロックフェラー研究所にスタンレーを訪ねた。しかし、タバコの葉に接種するタバコモザイクウイルスの実験系は、ウイルスの検出効率が低く、数学的解析のためのデータが十分にとれないことがわかった。そこで、カリフォルニア工科大学(カルテク)の生物学部長で遺伝学者のトーマス・モーガンを訪ねた。彼はショウジョウバエを用いて、遺伝における染色体の役割を発見して、四年前にノーベル生理学・医学賞を受賞していた。しかし、ショウジョウバエの実験

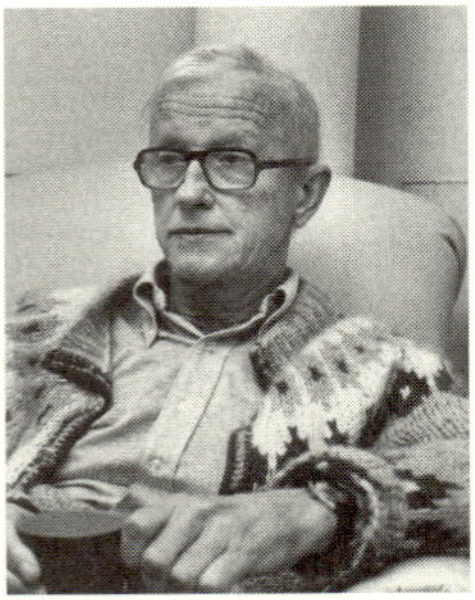
図7 マックス・デルブリュック．出所：https://commons.wikimedia.org/wiki/File:Maxdelbr%C3%BCck-cr.jpg, CC BY-SA 3.0.

系も複雑すぎた。失望した彼を励ますために、カルテクの植物学者フリッツ・ウェントは、アリゾナとニューメキシコの砂漠へのキャンプ旅行に誘ってくれた。

旅行から帰って、デルブリュックはエモリー・エリスによる細菌ウイルス（ファージ）のセミナーを聞き損なっていたことを知り愕然とした。それまで、カルテクでファージの研究が行なわれていることを知らなかったのである。すぐに地下にあるエリスの研究室を訪ねた。一個のファージが一個の細菌に侵入し、二〇分後には細菌が溶けて一〇〇個のファージが放出される実験を見せてもらい、彼は「ユーレカ（見つけた）！」と叫んだ。夢中になった理由は、一晩で定量的な解析が可能なデータが得られること、単純な装置、すなわち高圧蒸気滅菌器、ピペット、シャーレ、培地だけで実験ができることだった。

エリスは物理化学が専門で、ガン研究に対する奨学金をもらっていた。ロックフェラー研究所でペイトン・ラウスがニワトリのガンからラウス肉腫ウイルスを分離していたので、エリスはウイルスを用いてガンの研究を行なうことを思いついた。ウイルスの論文を検索したところ、デレーユのファージの論文が見つかり、細菌を攻撃するウイルスがあることを初めて知った。エリスはファージがウイルスの単純な実験系になると考え、下水から大腸菌ファージを分離して実験していたのである。デルブリュックとまったく同じ動機だった。

共同実験を始めて一年後、彼らはファージの増殖曲線に関する共著論文を発表した。この論文でファージが細胞に侵入してから一旦姿を消したのち、急速に増殖し、細胞から放出される一連の過程が明らかにされた。ロックフェラー奨学金に対する報告書でデルブリュックは、「ファージの増殖は、ウイルスの増殖および遺伝子の複製と基本的に同じプロセスで起きると考えられる。このプロセスを定量的実験によって深く理解するのにファージはもっともすぐれた手段と思える」と述べている[19][20]。

ファージ研究を始めたサルヴァドール・ルリア

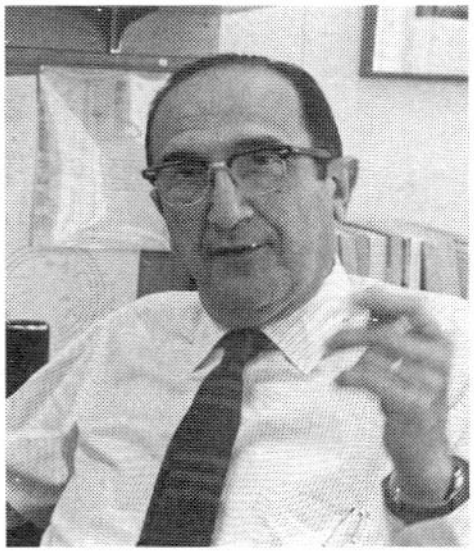

図8 サルヴァドール・ルリア

サルヴァドール・ルリア(図8)は一九三五年、イタリア・トリノ大学医学部を卒業した。しかし、兵役につかなければならなかったため、一九三七年まで一八カ月間、軍医として勤務した。彼は放射線学に興味があったので、ローマ大学の理論物理学教授エンリコ・フェルミの研究室の大学院生になった。フェルミはイタリア物理学界の星と言われ、一九三八年にはノーベル物理学賞を受賞した。後に米国に移り、最初の原子炉を建設したことから原子爆弾の建設者とも呼ばれた。フェルミの研究室でルリアは物理学と基礎生物学に興味を抱いた。そこで、海外での研究のための政府奨学金に応募し、採択された。彼はカリフォルニア州のバークレイに行き、ジョン・ローレンスのもとで核医学を学ぶつもりだった。ところが、採択通知が届く前日、ムッソリーニの人種宣言が発表され、イタリアのユダヤ人に対する人種差別が制定されたため、米国留学は取り消しになってしまった。

ユダヤ人であるルリアはレジスタンス運動に加わるか、パリのラジウム研究所で暫定的な身分で研究を行なうかの選択を迫られた。彼は後者を選び、フェルミの紹介状を携えてラジウム研究所に行き、フェルナンド・ホルウェックに会った。ホルウェックは物理学者で、微生物のサイズを測定する放射線生物学を一九三〇年に提唱していた。彼はルリアをフランス政府研究基金で働けるよう手配してくれた。ルリアはパスツール研究所でファージ研究のリーダーのユージーン・ウォルマンと共同でファージのサイズをX線とアルファ線で測定し、その結果をホルウェックとウォルマンとの三人の共著で『ネイチャー』誌に発表した。

一九三九年に第二次世界大戦が勃発し、ルリアはふたたび危機的状況に陥った。米国では一九三三年以来、ロックフェラー研究所がヨーロッパから避難してくるユダヤ人を中心とした科学者の援助計画を始めていた。ホルウェックがロックフェラーのパリ事務所代表に連絡を取ってくれたが、ルリアは援助の対象に該当しないと断られた。一九四〇年、ドイツ軍がフランスに侵攻し、パリに近づいてきた。六月一二日、ルリアは自転車でパリを脱出した。

出発の前夜、ホルウェックはルリアを自宅に呼んでベートーヴェンの第九を聞かせた。真夏の太陽の下、マルセイユまで八〇〇キロを自転車、ついで列車で一カ月の旅になった。途中、機銃掃射を受けて数日、農家の廃屋に潜んだこともあった。マルセイユで学者やユダヤ人避難民などの群れに合流し、フランスの出国ビザ、スペインのトランジット・ビザ、ポルトガルのトランジット・ビザを獲得してポルトガルのリスボンに到着した。二八歳の誕生日を迎えたルリアは、人種差別によるユダヤ人難民の認定を受けて、ギリシア船に乗って、九月一二日、五二ドルと一着の背広だけを持って、ニューヨークに到着した。

ルリアはすぐに、コロンビア大学に移っていた恩師フェルミに連絡した。フェルミは、もう一度ロックフェラー財団に連絡を取るよう励まし、コロンビア大学生物学部のレスリー・ダンを紹介してくれた。ダンは著名な遺伝学者で、難民になったヨーロッパの科学者に、米国の学術機関で働くための基金を提供する緊急援助委員会の委員だった。彼女はルリアの『ネイチャー』誌の論文を読んでいた。緊急委員会の基金は確保できなかったが、ロックフェラー財団や米国ガン学会などの基金でコロンビア大学に実験を行なう場所を世話してくれた。

コロンビア大学に落ち着いたルリアは、デルブリュックに手紙を書いて自己紹介をした。デルブリュックはナッシュビルのヴァンダービルト大学で物理学を教えていた。彼はフィラデルフィアでの会議に出席する予定があるので、そこで一二月三〇日に会うことを提案した。

自伝の中でルリアはデルブリュックの第一印象を書いている。「初めて出会った時から、私はデルブリュックの強烈な個性に強い衝撃を受けた。ひどく痩せていたので、もともと高い背が実際よりもっと高く見えた。話や動作は無駄なく、話しぶりは静かだったが正確そのもので、内容が何であれ、彼が話す内容は考え尽くしたあとのものという印象を受けた。」

二人は一緒にニューヨークに行き、一九四一年の元日をルリアの研究室で迎えた。ルリアは四八時間の実験を行なって、パリでウォルマンから学んだプラーク（溶菌により透明になった領域）によるファージの定量法をデルブリュックに教えた。二人は共に、細胞の中でファージが短時間の間にどのようにして数百倍に増えるのかという共通の疑問を持っていた。そのためには、さまざまな科学領域からの取り組みが必要だった。

デルブリュックはニューヨークのロングアイランドのコールド・スプリング・ハーバーで夏に開かれるシンポジウムに招待されていたので、ルリアを誘った。このシンポジウムでルリアは、子どもの時からの友人のウーゴ・ファーノに再会した。ファーノは一九三九年に米国に移住していて、カーネギー研究所の遺伝学部長のミリシラヴ・デメレクと一緒に研究をしていた。このシンポジウムでルリアはデメレクやショウジョウバエ遺伝学で有名なハーマン・マラーといった米国の遺伝学界のリーダーたちと交流できた。米国に着いて一年もしないうちに、ルリアは科学界のエリートの仲間に入ることになったのである。

一九四二年二月、フェルナンド・ホルウェックの死亡を伝えた匿名のフランス人科学者による短報が『ネイチャー』誌に掲載された。後にルリアはホルウェックがアウシュビッツで一九四一年一二月一四日に殺されたことを知った。ルリアはラジウム研究所で同僚だったサロモン・ローゼンブラムに連絡をとり、一〇月、連名で感動的な追悼文を『サイエンス』誌に投稿した。

一九四一年夏、ルリアとデルブリュックは細菌がファージに抵抗性になる現象を見つけた。ルリアは、抵抗性はファージの存在がなんらかの引き金になって起きるのか、もしくはランダムな遺伝変異によりすでに抵抗性になった細菌が存在しているのか、二つの仮説をたてた。一九四三年、ある土曜日の夜、研究室メンバーのダンスパーティで、同僚がスロットマシンで遊んでいるのを見ている時、細菌の変異は、当たりと大当たり(ジャックポット)の出る確率を設定していないスロットマシンと同じで、統計学的に示すことができるのではないかと気がついた。

彼は、細菌のファージに対する抵抗性がランダムな変異で起きるのであれば、抵抗性の細菌は培養を植え継いでいく間にランダムな〝ジャックポット〟で現れ、ファージとの接触で抵抗性を獲得するのであれば、抵抗性の細菌は均一に現れるはずと考えたのである。

ルリアが大腸菌の継代培養による実験を行ない、デルブリュックが計算した結果、抵抗性はランダムに起きていることが明らかにされた。単細胞の細菌のような単純な生物でもダーウィンの自然選択説に沿って進化すること、そして細菌が高等生物と同様に遺伝子を持っていることの強力な証拠が示されたのである。この時からファージ遺伝学が生まれたと言える。[20][21]

ファージ・グループの結成

一九四三年一月、デルブリュックはセントルイスのワシントン大学細菌学教授ジャック・ブロンフェンブレンナーのポスドク研究員のアルフレッド・ハーシー(図9)を彼の研究グループのセミナーに招待した。ブロンフェンブレンナーは、ファージはタンパク質もしくは酵素と考えていて、ファージ粒子はなにか大きなものに吸着してできた人工のものと主張していた。ハーシーはその仮説の証明を命じられていたのである。デルブリュックはハーシーへの手紙に「あなたはつまらない細菌学者たちの憂鬱な空気の中で長く暮らしすぎていた」と書いていた。セミナーでハーシーはファージと血清中の抗体による沈殿についての彼の物理化学研究の内容を語った。

四月にデルブリュックはルリアと一緒にセントルイスに行き、三人での共同研究を呼びかけた。ここでデルブリュック(三七歳)、ルリア(三四歳)、ハーシー(三六歳)の三人組が生まれた。彼らは、研究者や大学院生を勧誘して、ファージ遺伝学研究者のゆるやかなネットワーク、ファージ・グループを結成した。グループのメンバーはさまざまなファージを材料に使用していて、それぞれ勝手な名前をつけていた。一九四四年夏、ファージ・グループはコールド・スプリング・ハーバーに集まり、実験系として、宿主は大腸菌B株とその変異株、フアージは七種類(T1~T7、Tはタイプの略字)を用いることに合意した。これは「ファージ協定」と呼ばれた。とくによく用いられたのは偶数ファージと呼ばれるT2、T4、T6だった。

一九四五年八月、広島と長崎に原爆が落とされ、第二次世界大戦が終結した直後、コールド・スプリング・ハーバーで、デルブリュック、ルリア、ハーシーが講師、レナート・ダルベッコとジェームズ・ワトソンが助手となって、物理学をファージの研究にどのように応用するかを教えるために、ファージ・コースが開設された。物理学を人命を奪うためではなく、生命の正体を追究するために応用する目的だった。なお、ダルベッコはトリノ大学でルリアのクラスメートで、インディアナ大学でルリアとともにファージの研究を行なっていた。ワトソンはルリアの最初の大学院学生だった。最初のコース参加者は男性四名、女性二名の計六名だった。二、三年後にはさまざまな領域から多くの優秀な若手研究者が集まってきた。一九四八年には四七名のコース修了者のうちの三〇名が博士号を持つ科学者として活躍していた。

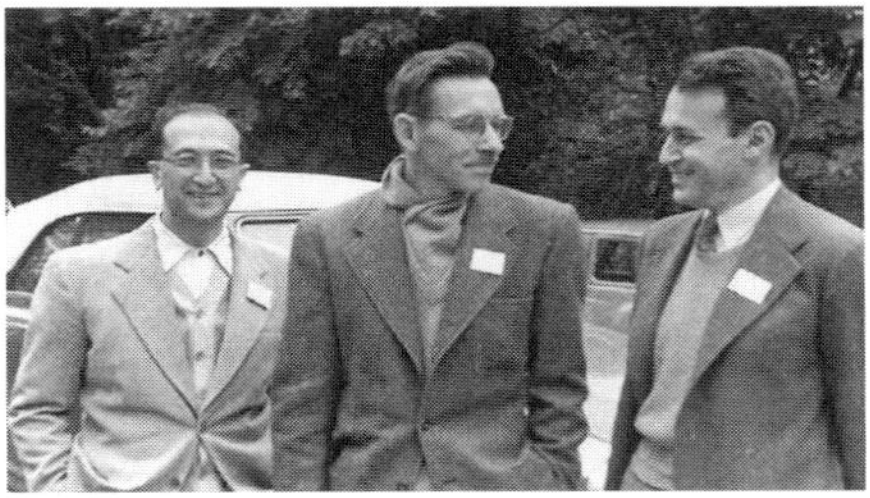
図9　アルフレッド・ハーシー(中央). 左はルリア. Esther M. Zimmer Lederberg Memorial Website 蔵.

コース終了時には、卒業生は海賊や悪魔など、思い思いのデザインの卒業ローブを着て、「ムッソリーニの復讐」と名づけられた怪しげな赤ワインを大量に飲みながら、一人ずつデルブリュック法王から卒業証書をもらっていた。

当時、遺伝学者の多くはスタンレーのタバコモザイクウイルスの結晶化の実験から、遺伝物質はタンパク質だと考えていた。ＤＮＡは核の中に存在することから、リンの貯蔵場所とみなしていた。実際には、スタンレーが結晶化したウイルスタンパク質のサンプルには微量のＲＮＡが含まれていたが、ほとんど注目されなかった。

一九五二年、ハーシーはマーサ・チェイスと、Ｔ２ファージを用いて、遺伝物質はタンパク質かＤＮＡかという問題に取り組んだ。彼らは、放射性同位体のリン32を含む培地で増やした大腸菌と、放射性同位体の硫黄35を含む培地で増やした大腸菌に、それぞれファージを接種した。リンはＤＮＡに含まれるが、タンパク質には含まれていない。一方、硫黄はタンパク質に含まれているが、ＤＮＡには含まれていない。こうして、ＤＮＡもしくはタンパク質のいずれかが放射性物質で標識された二種類のファージを作り出した。これらのファージを放射性同位体で標識されていない大腸菌に接種すると、ファージは細菌壁に吸着し、外殻からＤＮＡが大腸菌内に注入され子ファージが産生される。感染した大腸菌をミキサーで攪拌し、遠心分離して、外殻と大腸菌を分けてみると、放射性硫黄は外殻で検出され、放射性リンは大腸菌に検出された。この結果から、遺伝情報を担っているのがＤＮＡであることが証明された。

一九五三年、ワトソンはコールド・スプリング・ハーバーのシンポジウムでDNAの二重らせん構造を初めて詳しく発表した。ここで分子生物学が誕生したのである。

デルブリュック、ルリア、ハーシーのファージ三人組は一九六九年にノーベル生理学・医学賞を受賞した[20][21]。

コラム ◉ 細菌学から独立したウイルス学

ウイルスは細菌フィルターを通過することから発見され、濾過性ウイルスまたは濾過性病毒と呼ばれ、約半世紀の間、微小な細菌と考えられていた。日本では、細菌学の一部門として日本細菌学会の中の濾過性病毒部会で取り上げられていた。一九五二年のハーシーとチェイスの実験により、ウイルスは細菌とはまったく異なる存在であることが決定的になった。一九五三年、濾過性病毒部会は日本細菌学会から独立して、日本ウイルス学会となり、第一回総会が開かれた。第二回総会は私が所属していた東京大学農学部家畜細菌学教室の越智勇一教授が総会長となり、私たち学生も運営を手伝った。

国立予防衛生研究所(現、国立感染症研究所)は終戦直後の一九四七年に設立され、ウイルス研究は濾過性病毒部で行なわれていたが、一九五三年、リケッチア部と合併してリケッチア・ウイルス部となった。一九五六年には京都大学ウイルス研究所が設立された。この研究所にファージ専門家として、東京大学理学部教授の渡辺格が一九五九年に、札幌医科大学教授の植竹久雄が一九六二年に、教授として就任した。一九五〇年代後半、渡辺はカリフォルニア大学ウイルス研究所のスタンレー所長の下でT2ファージ増殖における紫外線照射の研究を、植竹はインディアナ大学のルリアの下でファージの溶原化の研究を行なっていた。

一九五五年には、国際誌『ウイルス学(Virology)』が発行された。

コラム◉ファージ研究の成果を動物ウイルス研究につなげたレナート・ダルベッコ

レナート・ダルベッコは一九三六年にイタリア・トリノ大学医学部を卒業し、ジュゼッペ・レヴィの研究室で細胞培養の技術を学んだ。彼の大学時代のクラスメートにルリアがいた。第二次世界大戦で医師として徴用されたが、脱走してトリノ近くの小さな村に隠れてドイツ占領軍に対するレジスタンスに加わっていた。

終戦後の一九四六年、ルリアの招きでインディアナ大学のファージ研究グループに加わった。一九四九年にはデルブリュックの招きでカルテクの研究員となり、ファージの増殖について定量的な研究を続けていた。

その頃、カルテクに動物ウイルスの研究のための寄付が寄せられた。ダルベッコはファージ研究で学んだ知識を動物ウイルスに応用することにした。最初に取り組んだのは、ファージの定量に用いられているプラーク法だった。それまで、動物ウイルスではウイルス量の正確な測定法はなかった。ちょうど一九四九年にジョン・エンダースが初めてサルの腎臓細胞の培養法を開発し、ポリオウイルスを試験管内で培養できるようになったところだった。ダルベッコはサル腎臓細胞の培養にならって、ニワトリ胚を消化酵素のトリプシンでばらばらにして単層の細胞を培養したシャーレを作製し、西部ウマ脳炎ウイルスを用いてプラーク法を開発した。そして、一個のプラークが一個のウイルス粒子により形成されることを証明した。プラーク法は画期的な手法で、これにより動物ウイルスの研究は進み始めた[22]。

彼の研究室では大学院生のハワード・テミンとポスドク研究員のハリー・ルビンがラウス肉腫ウイルス(RSV、ゲノムはRNA)の研究を行なっていた。ダルベッコも腫瘍ウイルスに興味をそそられ、一九五八年、マウスやハムスターに腫瘍を形成するポリオーマウイルスの研究を始めた。ダルベッコは、ポリオーマウイルスのDNAがマウスの細胞のDNAに組み込まれて腫瘍化させることを見いだした。ウイルスのDNAが細胞DNAに組み込まれる現象は溶原性ファージで知られていた。それと同じ現象が動物ウイルスでも確かめられたのである。

一九六四年、テミンは、ＲＳＶと同じ配列のＤＮＡが感染細胞に存在することを発見した。彼は、これがルヴォフの提唱したプロファージと同じ現象と考え、プロウイルス説を発表した。しかしこの説は、遺伝情報の流れはＤＮＡからＲＮＡへというセントラルドグマに反するとして、すぐには受け入れられなかった。一九六九年、テミンは水谷哲と、ウイルス粒子中にＲＮＡをＤＮＡに転写する逆転写酵素を発見して、プロウイルス説が正しいことを証明したのである。

一九六三年、ジョナス・ソーク（ポリオワクチンの最初の開発者）がソーク研究所を設立した際、ダルベッコは最初のフェロー（教授に相当する）になり、一九六五年には、デイヴィッド・ボルティモアをソーク研究所に招聘した。ボルティモアは、一九五八年にルリアがサバティカル休暇でマサチューセッツ工科大学に来た時、博士課程の学生だった。ファージの分子生物学を動物ウイルスに応用できるかルリアに尋ねたところ、「私にはわからない、試みてみたらよい、そしてその結果を教えてほしい」と言われた。ボルティモアはラウシャー・マウス白血病ウイルスとＲＳＶで逆転写酵素を発見した。テミンとまったく同じ時だった。

テミンは一九七〇年五月、テキサス州ヒューストンで開かれた国際ガン会議で逆転写酵素発見を報告した。これを知ったボルティモアは直ちにマウス白血病ウイルスでの逆転写酵素発見の論文を『ネイチャー』誌に投稿した。テミンのボスのダルベッコは、ボルティモアの恩師のルリアとトリノ大学でクラスメートだった。ボルティモアから論文投稿の連絡を受けて、テミンも急いで論文を投稿した。
二人の論文は一九七〇年六月二七日、『ネイチャー』誌に並んで掲載された。
一九七五年、ダルベッコはテミン、ボルティモアとともに、腫瘍ウイルスについての業績からノーベル生理学・医学賞を受賞した。[8][23][24]
一九八七年にノーベル生理学・医学賞を受賞した利根川進もダルベッコの下でポスドク研究員として腫瘍ウイルスの研究を行なっていた。彼はノーベル賞の受賞講演の冒頭で、一九七〇年にヨーロッパ旅行中のダルベッコから送られてきた航空便の内容について語った。それには、スイスのバーゼルに新設される免疫研究所のニールス・イェルネ所長(一九八四年に免疫制御機構に関する理論によりノーベル生理学・医学賞を受賞)に、ポスドク研究員の任期がまもなく切れる利根川を推薦したことが書かれていた。ここから彼は免疫学の領域に足を踏み入れたのである。[25]

6 原始的な生命体としてのファージと細菌の共生

ファージの多様な世界

細菌とアーキアは、三八億年前、すべての生きものの共通祖先から分かれて出現した。これらは核を持たない単細胞で、原核生物と呼ばれている。なお、アーキアは昔は古細菌と呼ばれていたが細菌とは別の系列に属する。ファージは、細菌とアーキアを宿主としている(アーキアではウイルスの名称が用いられている)。

一九六三年、淡水中の藍藻(シアノバクテリア)からファージが分離された。一九七〇年代後半まで淡水や海水といった水圏中にウイルスはほとんど存在しないと考えられていた。ノルウェー・ベルゲン大学のエイヴィン・ベリは世界各地の海水や湖水を採取し、遠心分離したのち、電子顕微鏡で観察したところ、数百万から数千万個のウイルス粒子が存在していることを発見した。これがきっかけとなって、海水中のウイルスの探索が始まり、海がウイルスの貯蔵庫となっていることが明らかになった。ほとんどは、藍藻など微細な原核生物のフアージである。

一九八二年、ドイツ・マックスプランク生化学研究所教授のヴォルフラム・ジリッヒは、アイスランドで、八〇℃の高温で増殖する好熱菌からウイルスを分離した。これが最初に分離されたアーキア・ウイルスである。(26)

これらの発見がきっかけとなって、二〇世紀の終わりから、水圏や極限環境からのファージの探索が盛んになった。ファージは、河川、下水、田んぼや沼地の泥の中、海の一〇倍もの高い塩濃度の塩田、pH一〇という高アルカリ性の湖、pH三で八〇℃という酸性・高温の温泉、南極の厚さ五メートルの氷の下、水深一〇〇〇メートルの深海底と熱水噴出孔周辺など、いたるところに見いだされている。カナダ・ブリティッシュ・コロンビア大学の海洋ウイルス学者カーティス・サトルは、一ミリリットル中の海水中のウイルス量を、深海では少なくとも三〇〇万個、沿岸で一億個と仮定して試算した結果、地球上のファージの総数は、10^{31}という天文学的数字になった。そのほとんどは水圏で増殖するファージである。

海洋調査を行なっているタラ・オセアン財団の帆船「タラ」号は、二〇〇九年一一月から二〇一一年三月までの期間、北極海、大西洋、太平洋、インド洋、南極海の五大洋すべてと、紅海、地中海、アドリア海で海洋ウイルスの調査を行なった。海面下数メートルの海水をくみ上げて、粗い目のフィルターから始めて最後は孔の口径二二〇ナノメートルの細菌フィルターで濾過し、超遠心機で濃縮したのち、DNAを抽出して塩基配列を解析した。その結果、

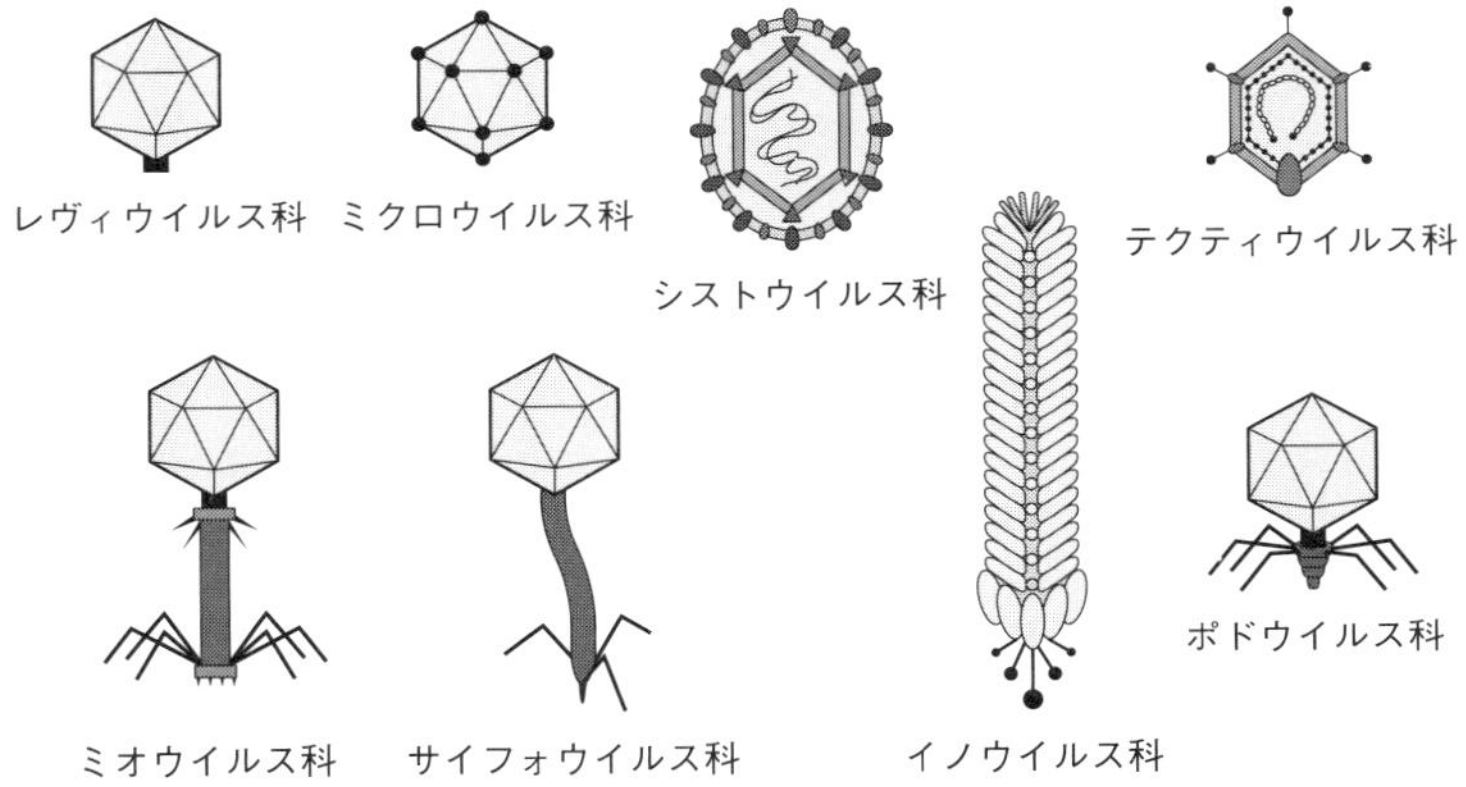

図10　主なファージの形態

遺伝子構造の異なる一万五〇〇〇余りのファージ集団が見つかり、八六七のグループに分けられた。そのほとんどは未知のファージである。[8]

ヒトの身体にもファージは常在している。腸内には一〇〇兆の細菌が常在しており、ファージは、一〇〇〇兆が常在すると推定されている。大腸菌に感染するファージだけで五〇種にのぼる。皮膚、口腔、膣などの細菌叢にもファージが常在する。

ファージは地球上でもっとも多様性に富む生命体である。ゲノムのサイズは、四〇〇〇塩基から六〇万塩基と多岐にわたっている。細菌は一〇〇〇万種、ファージは少なくとも一〇倍の一億種が存在すると推定されている。[27] 粒子の形も、長い収縮性の尾部がついているミオウイルス科、長い非収縮性の尾部がついているサイフォウイルス科、短い収縮性を欠く尾部のポドウイルス科、線維状のイノウイルス科、正二〇面体のウイルスなど、多岐にわたる(図10)。これらのうち、ミオウイルス科、サイフォウイルス科、ポドウイルス科が九六パーセント以上を占めている。

ファージに対する細菌の防御機構、制限修飾

一九四六年、インディアナ大学でルリアはT2ファージを大腸菌に接種する実験を行なっていた際、いつもとは違う結果に遭遇した。大腸菌のある変異株でT2ファージは型どおりに大腸菌を溶かしたが、溶けた後に残った大腸菌の〝ジュース〟には感染性がなかったのである。これを彼は〝T2ミステリー〟と名づけ、記憶のファイルにしまっておいた。[28]

一九五〇年、イリノイ大学教授になったルリアは、大学院生のメリー・ヒューマンとT2ミステリーの問題をふたたび取り上げた。ある日、複雑な実験を行なうために、T2ファージ感染で溶けた大腸菌の〝ジュース〟にストレプトマイシンを加えることにした。その中に含まれるファージの量を測定するために、ストレプトマイシン耐性の大腸菌が必要だったが、ヒューマンが実験中にその大腸菌が入った試験管を壊してしまった。ルリアは後に「私はいつも乱雑な助手と一緒に実験してきたが、これはラッキーな事故だった」と思い出している。ストレプトマイシン耐性の大腸菌ができあがるのを待つ代わりに、ヒューマンはT2ファージに感受性を持つストレプトマイシン耐性の赤痢菌を用いることにした。この菌は、ルリアがインディアナ大学時代の同僚ジュゼッペ・ベルターニからもらったものだった。それに感

染性がなくなった大腸菌の〝ジュース〟を接種してみたところ、増殖して赤痢菌を溶かした。感染性がないように見えた大腸菌の〝ジュース〟の中に生きたファージが存在していたのである。これは思いもよらない結果だった。

繰り返し実験を行なった結果、彼は、ファージのあるものは、ある細菌で消えたように見えるが、別の細菌では増殖することを確認した。T2ミステリーは遺伝的な変異によるものではなかった。謎は完全には解けなかったが、ルリアはファージになんらかの修飾が起きたと考え、この現象を制限修飾と名づけた。ベルターニも赤痢菌での実験で同じような制限修飾の現象を確認した(21)。

スイスの微生物学者ヴェルナー・アーバーは、一九五八年から二年間、南カリフォルニア大学のベルターニの研究室で助手を務めていた際に、制限修飾の現象に惹かれた。一九六〇年代、アーバーは細菌に侵入するファージのDNAだけを破壊し、みずからのDNAを破壊しない酵素の存在を想定したが、二つのDNAがどのようにして区別されるか疑問が残った。一九六〇年代後半、スチュアート・リンとの共同研究で、アーバーは大腸菌からDNAを切断する制限酵素と、メチル化酵素と呼ばれる修飾酵素を分離し、メチル化酵素がDNAの特定の部位をメチル化して保護し、制限酵素がDNAのメチル化されていない(保護されていない)部位を切断することを明らかにした。

T2ミステリーは、大腸菌の〝ジュース〟に含まれていたメチル化されたファージが、大腸菌変異株には感染性がなかったが、赤痢菌では増殖していたことで起きていたのである。制限修飾は細菌の原始的防御システムとみなされている。

ルリアのするどい洞察がベルターニ、アーバーという人脈をへて、制限酵素の発見につながったのである。一九七〇年代、制限酵素の利用により、組換えDNA技術が誕生した。アーバーは制限酵素の発見により、一九七八年ノーベル生理学・医学賞を受賞した。(28)

細菌の獲得免疫システム、クリスパー・キャスナイン

一九八九年、スペイン南東部、地中海に面したアリカンテ大学の大学院生フランシスコ・モヒカは、海水中に生息するアーキアがどのようにして、塩濃度の高い過酷な環境で生きているのか疑問に思っていた。彼はハロフェラックス・メディテラネイと名づけられたアーキアの遺伝子構造を調べているうちに、三〇塩基ほどの奇妙な塩基配列が存在するのを見つけた。DNAは四つの塩基、アデニン(A)、チミン(T)、グアニン(G)、シトシン(C)からなり、ATGCという記号の配列で示される。アーキアでは、回文構造(パリンドローム)が、短い間隔をあけて反復していたのである。回文構造とは「たけやぶやけた」のように最初から読んでも終わりから読んでも同じになる文字列のことである。

彼はこの配列をCRISPR(クリスパー)(Clustered Regularly Interspaced Short Palindromic Repeats)と名づけた。「クラスター化され、規則的に間隔(スペーサー)をあけた短い回文構造の反復」とい

う意味である。この配列はすでに一九八七年に大阪大学の石野良純が大腸菌で見いだしていた。

モヒカは、ほかの生物にもクリスパーが存在していないか調べた結果、アーキア以外に、結核菌、クロストリジウム、ペスト菌などを含む二〇種類以上の細菌に存在することを見いだした。細菌とアーキアは二〇億年前に分岐していることから、彼はクリスパーが微生物にとってきわめて重要な役割を受け持つと推測した。

モヒカはその後一〇年あまりの間、折に触れては世界中のDNAの塩基配列のデータベースを調べていた。二〇〇三年、スペーサーのひとつが、P1と名づけられた大腸菌ファージDNAの一部と同じ配列を持っていることを見つけた。不思議なことに、モヒカの研究室の大腸菌はP1ファージに抵抗性だった。そこで、六七株の細菌とアーキアで見つかった四五〇〇あまりのスペーサーの配列を調べたところ、さらに多くのスペーサーがファージのDNAの一部に一致していた。この結果から彼は、クリスパーには以前に感染したファージの痕跡が含まれていて、それが細菌やアーキアの獲得免疫として働いていると推測した。

この成果をまとめた論文は、『ネイチャー』誌を含む四つの学術誌では採択されず、二〇〇五年にやっと『ジャーナル・オブ・モレキュラー・エボリューション(分子進化誌)』に掲載された[29]。

ロドルフ・バラングーは、フランスで生まれ、パリのルネ・デカルト大学で化学を学んだのち、米国ノースカロライナ州立大学食品科学部を卒業し、ウィスコンシンで食品化学のダニスコの米国支社に入社した。彼に与えられた課題は、ヨーグルト製造用の乳酸菌の一種ストレプトコッカス・サーモフィルス（サーモフィルス菌）がファージに感染して使用できなくなる原因の探索だった。会社には、ファージに感染してヨーグルトの製造に使用できなくなったサーモフィルス菌、感染した後も使用できたサーモフィルス菌、感染したファージの三種類が揃って凍結保存されていた。バラングーは、これら三つのサンプルのＤＮＡを解析したところ、抵抗性になった菌のクリスパー領域にファージＤＮＡ配列の一部が含まれていることを見つけた。さらに決定的な証拠として、ファージに感染しても抵抗性にならなかった菌にはファージＤＮＡの断片は含まれていなかった。

バラングーは、この抵抗性が生まれる仕組みを調べるために、クリスパー領域の近くに存在するいくつもの遺伝子のうち、とくに大きな遺伝子を不活性化したサーモフィルス菌を作出したところ、ファージに対する抵抗性が生じなくなることを確かめた。この遺伝子は後にＣａｓ９（キャスナイン）と呼ばれるＤＮＡ切断酵素をコードしていることがわかった（ＣａｓはCRISPR-associated の略）。細菌は、感染したファージのＤＮＡ配列の一部をスペーサーという形で保存し、ふたたび同じファージに感染すると、スペーサーが認識してキャスナインがファージＤＮＡを破壊するという仕組みを持っていることが明らかになったのである。この成果は、二〇〇七年の『サイエンス』誌に発表された。

この論文は、食品産業やクリスパーの研究者の間で注目された。しかし、単細胞の細菌に獲得免疫に相当する仕組みがあるという、食品分野の無名の研究者による謎めいた説はすぐには受け入れられなかった[30][31]。

二〇一二年、事態は急変した。スウェーデン・ウメオ大学のエマニュエル・シャルパンティエと米国カリフォルニア大学のジェニファー・ダウドナにより、DNAのねらった場所をピンポイントで改変できる画期的なゲノム編集技術が『サイエンス』誌に発表されたのである。破壊する標的のDNA配列をRNAに転写し、そのRNAをGPSのような精密な位置ガイドとして、ゲノムの切断部位に正確にキャスナインを誘導するという彼女らの技術は、バランガーたちの研究にヒントを得て開発されたものだった[32]。二〇二〇年、シャルパンティエとダウドナはノーベル化学賞を受賞した。

細菌とファージの生存競争

細菌の増殖は細胞分裂によるもので、二個の新しい世代が生まれる。ファージでは、一回の増殖サイクルで一〇〇ないし二〇〇個の新しい世代が生まれる。増殖の速度はほぼ同じ二〇分ほどなので、そのままいけばファージは細菌の数を大幅に上回ってしまう。しかし、実際にはファージは細菌の約一〇倍にとどまっている。これは細菌がファージに対する抵抗手段を持っているためと考えられている。

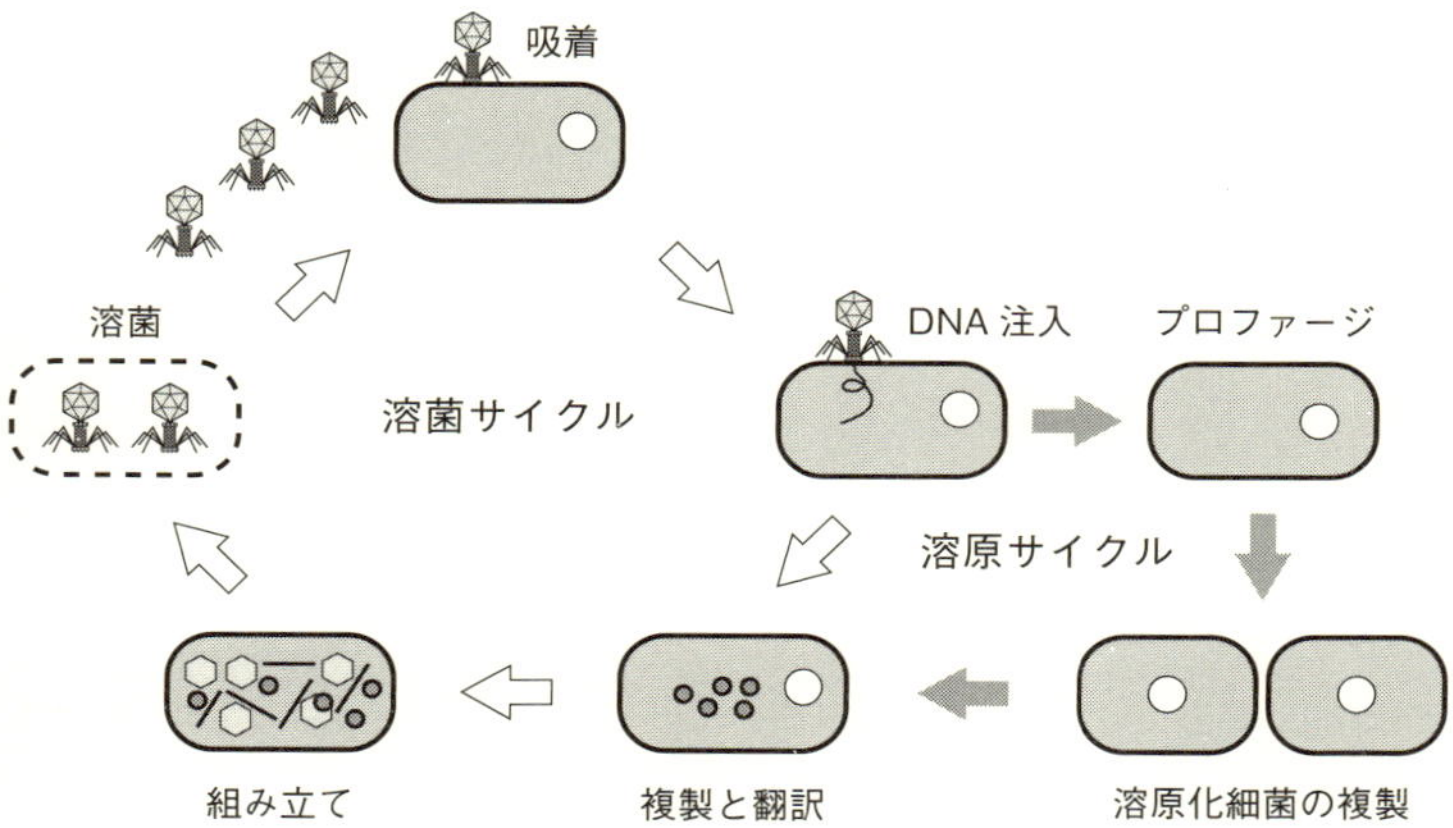

図 11　溶菌サイクルと溶原サイクル

ファージの増殖の仕組みには、図11に示すように、溶菌サイクルと溶原サイクルがある。ファージはまず細菌壁の受容体に吸着して、ファージのＤＮＡが細胞内に注入される。溶菌サイクルでは、ＤＮＡが複製され、その情報にしたがってタンパク質が作られ、ＤＮＡとタンパク質が組み立てられてファージ粒子となり、細菌を破裂させてファージ粒子が放出される。溶原サイクルでは、ファージＤＮＡは細菌の染色体に組み込まれてプロファージとして潜伏し、細菌とともに増殖する。紫外線や環境汚染など細菌の生存を脅かす刺激が加わると、ファージＤＮＡが切り出されて溶菌サイクルに入る。

三八億年にわたる共存関係の間に、細菌はファージに拮抗する手段を進化させてきている。ファージの吸着を阻止するために、受容体の構造を変える。細胞壁から注入されたファージＤ

ＮＡを異物と認識して制限酵素で切断する。すでに感染したことのあるファージに対しては クリスパー・システムのＤＮＡ切断酵素によりファージＤＮＡを切断する。

細菌の抵抗に対してファージもまた、対抗手段を進化させてきている。たとえば、受容体への吸着を阻止する構造を突破し、制限酵素が認識する部位を変異させ、クリスパー・システムの働きを止めるといった手段が明らかになりつつある。このファージと細菌の関係は「軍拡競争」にたとえられている。[33][34]

コラム◉抗体医薬開発の基盤技術となったファージディスプレイ

ジョージ・スミスは一九七〇年、ハーバード大学で細菌学と免疫学の研究で学位を取得後、ウィスコンシン大学でのポスドク研究員を経て、一九七五年にミズーリ大学教授になった。その翌年の一九七六年に組換えＤＮＡ実験指針が制定され、組換えＤＮＡ技術により分子生物学が急速に進展しはじめた。

一九八三年七月から一九八四年八月まで、スミスはサバティカル休暇をデューク大学生化学部のロバート・ウェブスターの研究室で過ごした。ウェブスターは大腸菌ファージの一種である線維状ファージの専門家だった。多くのファージは収縮性の尻尾を持つミオウイルス科に属するが、線維状ファージは、イノウイルス科に属し、細長く、末端に外皮(コート)タンパク質が五個の塊になって細い糸でファージ粒子につながっている(図10参照)。

スミスは、組換えDNA技術により、コートタンパク質遺伝子にペプチドの遺伝子をつないで、融合タンパク質をコードする組換え遺伝子を作製することを思いついた。こうして、感染性を損なわずにファージ粒子の表面にペプチドを提示(ディスプレイ)することができたのである。

一九八五年、スミスはペプチドを提示した線維状ファージを、ペプチドに対する抗体に吸着させることにより、ファージ粒子表面のペプチドを一〇〇〇倍以上濃縮できることを『サイエンス』誌に発表した[35][36]。

ファージディスプレイは抗体医薬の開発の突破口になった。抗体は抗原のごく小さな部位(エピトープ)を認識する。抗原エピトープに対する抗体はモノクローナル抗体と呼ばれている。一九七五年、ケンブリッジ大学MRC分子生物学研究所のセーサル・ミルスタインとポスドク研究員のジョルジュ・ケーラーが、無限に増殖するマウス骨髄腫細胞とマウスの抗体産生細胞を融合させたハイブリドーマを用いてモノクローナル抗体を作製する技術を開発していた。しかし、マウスの抗体はヒトでは異物のため臨床では用いることができない。一九八〇年代後半から、マウス・モノクローナル抗体の抗原に結合する部分以外をヒト抗体に替えたキメラ抗体やヒト化抗体が開発されてきた。しかし、これらの抗体医薬は残っているマウス抗体による副作用のリスクを抱えていた。

一九九一年、ＭＲＣ分子生物学研究所のグレゴリー・ウインターは、ペプチドの代わりに抗体分子の断片をファージに提示することにより、完全ヒト型の抗体遺伝子を提示できることを発表した。ここから、ファージディスプレイを基盤技術として抗体医薬の開発が進み始めた。二〇〇二年、アダリムマブ（商品名ヒュミラ）が最初のヒト型抗体医薬として承認された。これは関節リウマチの誘導因子であるＴＮＦ-αに対するモノクローナル抗体で、画期的新薬（ブロックバスター）となった。それから二〇年あまりの間に約二〇種類の抗体医薬が承認されている。最近では、アルツハイマー病の原因物質と考えられるアミロイドβに対する抗体医薬レカネマブが承認されている（抗体医薬の末尾のマブという言葉はモノクローナル抗体の略字 monoclonal antibody の略）[37]。

二〇一八年、スミスとウインターはノーベル化学賞を受賞した。

7 ファージ療法の復活

「ファージ研究のファースト・レディ」と呼ばれたエリザベス・カッター

エリザベス・カッターの父親はシアトルにあるボーイング社の電気技師だった。彼女はシアトルのワシントン大学で理論数学を学んだのち、学生結婚した夫とともに、ニューヨークのロチェスター大学放射線生物学・生物物理学の大学院に入学した。最初の半年は研究テーマで迷っていたが、ファージを研究していた生化学者のジョン・ワイバーグから誘われて、コールド・スプリング・ハーバーのコースに毎年参加するようになり、ファージにのめり込んだ。二人の男の子の世話をしながら、細菌細胞の代謝機構がT4ファージに乗っ取られる複雑な仕組みの研究を行ない、その成果を『ジャーナル・オブ・モレキュラー・バイオロジー（分子生物学誌）』に発表した。それから間もなく、『サイエンス』誌にファージ三人組のノーベル賞受賞講演が掲載された。彼女は、自分の論文の内容をルリアが引用しているのを見つけて興奮した。

子どもを抱えた女性の就職は容易ではない時代だった。シアトルの両親からワシントン州のオリンピアに新設されたエヴァーグリーン・カレッジの情報がもたらされた。早速応募し、天文物理学者になっていた夫とともに採用され、国立衛生研究所(NIH)の研究費で一九七三年一月にファージ研究室を設立した。

西海岸のファージ研究者にとって、東海岸のコールド・スプリング・ハーバーに行くのは大変だった。そこで、カッターの提案で、一九七五年からエヴァーグリーン国際会議が開かれるようになった。これは、ファージ研究者にとって、コールド・スプリング・ハーバー・シンポジウムと並ぶ重要な集会になっている。

一九九〇年、カッターは米国科学アカデミーのソビエト科学アカデミーとの研究交流計画に参加し、四カ月にわたってモスクワに滞在してT4ファージ研究のすばらしさを伝えていた。その時にはファージの医療への応用はまったく頭になかった。彼女の研究室にはグルジアから来たひとりの学生がいて、グルジアはソ連の中でもっとも美しい国だと聞かされていた。その学生と一緒にグルジアに出かけ、田舎の風景を楽しむとともに、エリアヴァ・バクテリオファージ研究所(以下、エリアヴァ研究所)を訪れた。そこで、彼女の宝物のファージが治療に用いられていることを初めて知った。最初はファージによる治療には懐疑的だったが、この研究所でのファージ療法の歴史を知り、ファージの持つ力を信じるようになった。帰国してから、彼女は暖房器具や発電機を送り、エヴァーグリーン・カレッジとNIHからの資金でエリアヴァ研究所との交流を始めた[38]。

一九九六年、ロシア系米国人ジャーナリストのピーター・ラデッキーの「グッド・ウイルス(善玉ウイルス)」という記事が米国の一般科学雑誌『ディスカバー』に掲載された。この記事は、カッターへのインタビューとエリアヴァ研究所の取材をもとに書かれたもので、ファージ療法が米国で広く知られるきっかけになった。

ジャズベース奏者のアルフレッド・ガートラーは坂道で転倒してかかとが砕け、骨膜炎になった。四年間に何回も手術を受け、抗菌薬による治療を受けたが治らず、医師からは切断するしかないと言われていた。それはベースが弾けなくなることを意味していた。たまたま『ニューヨーク・タイムズ』の記事で、ジョージア共和国(グルジアは一九九一年に独立宣言を発表していた)で抗菌薬の代わりにファージが用いられているということ、そして、彼の両親が住むモントリオールで国際ファージ会議が開かれることを知った。彼はその会議にただひとりの素人として参加し、自分の病気のことを参加者たちに紹介した。そこで、カッターをはじめ多くのファージ研究者と知り合いになった。そのひとり、エリアヴァ研究所長のレゾ・アダミアが彼の傷口の細菌サンプルをトビリシに持ち帰った。ガートラーの細菌は、研究所に保管されているブドウ球菌に対するファージ・カクテルに高い感受性を示していた。ガートラーはそのファージ・カクテルで治療してくれる医師を半年にわたって探し続けたが、見つからなかった。

二〇〇一年、カッターがトビリシに行く際にガートラーもついて行き、そこで一〇日間の治療を受けることになった。くるぶしの両側の開いたままの傷口からファージ溶液が注入され、二、三日でくるぶしの洗浄液から細菌は消失した。半年ほど後にはバンドでのベースの演奏に戻っていた。二〇〇七年トロントでの米国微生物会議に出席したカッターはガートラーと再会し、彼の足が正常なことを確認した。(39)

二〇二〇年、ファージ療法専門の学術誌『ファージ：治療、応用、研究』が発刊され、創刊号にカッターへのインタビューが掲載された。

ファージ療法に飛びついたカナダ人投資家

カナダの富豪投資家ケーシー・ハーリンテン(三六歳)は飛行機の中で『ディスカバー』誌をめくっていた際、ラデツキーの記事に目がとまった。薬剤耐性菌に対する効果的な治療法のことを知って、彼は記事に登場していたカッターに連絡をすぐに取った。一九九六年一一月、ハーリンテンはカッターとともにトビリシに行き、荒廃した研究所に蓄積されているファージ療法の成績に大きな可能性のあることを確かめた。帰国後彼は、すぐにボルティモアのメリーランド大学メディカル・センター長のグレン・モリスに連絡した。モリスは一九八〇年代終わりにバンコマイシン耐性菌の出現を見いだした最初の医師のひとりで、彼のところにはグルジアからアレキサンダー・スルカヴェリゼが米国科学アカデミーの基金で留学していた。モリスがスルカヴェリゼとともにハーリンテンに協力することになった。

ハーリンテンはエリアヴァ研究所長のテイムラス・チャニシヴィリに一五万ドル、彼の姪のニーノに約一万ドルを提供して、荒廃していた生産施設に実験室を設けた。モリスからは、彼の病院で死亡した患者のバンコマイシン耐性菌五〇〇サンプルが送られ、ニーノは試験管内でこれらの細菌を殺すファージを見つけ出した。ハーリンテンは、ファージ療法が有望と判断し、ワシントン州ボセルに新興企業ジョージア・リサーチ社を設立した。

一九九七年春、ハーリンテンはドイツ、ポーランド、英国、カナダの科学者をトビリシの山中の元共産党本部に集めて、ファージ療法の将来展望について「ファージサミット」を開いた。英国のＢＢＣも参加し、治療に「役立つウイルス」というドキュメンタリー番組を制作して放映した。

ハーリンテンは帰国後、エリアヴァ研究所に蓄積されたファージ療法の情報すべてを一年あたり七万五〇〇〇ドルで二年間利用しうる契約を申し出た。しかし、研究所の科学者の間で意見が対立し、計画は破綻した。ハーリンテンは社名をファージ・セラピューティックス社に改称し、自然界のファージよりも広範囲な細菌に効果を示すファージを手に入れるべく、目的を遺伝子工学による合成ファージの開発に変更した。(10)

インドに設立されたファージ療法の新興企業ガンガジェン

ハイテク企業が集まってインドのシリコンバレーと呼ばれているバンガロールで、アストラゼネカ社のインド研究開発部門長のジャナキラマン・ラマチャンドランは、二〇〇〇年四月、ＢＢＣの「役立つウイルス」の番組の再放送をたまたま見ていた。彼はカリフォルニア大学バークレー校で学位を取得した生化学者で、過去一〇年間、発展途上国における細菌感染症との闘いに取り組んできた。二カ月後には六五歳の定年を迎えて退職する予定だった。

ＢＢＣの番組を見て、インターネットで検索したところ、すぐにエヴァーグリーン・カレッジのエリザベス・カッターのホームページを見つけ、そこでファージ療法の長い歴史が、一八九六年のアーネスト・ハンキンによるガンジス川でのコレラ菌の研究から始まっていたことを知った。八月、退職してカリフォルニアのパロアルトに住んでいたラマチャドランはカッターを訪ねていろいろと教えてもらい、九月にバンガロールで開かれた彼の退職記念会でファージ療法について講演してもらった。

ラマチャンドランは一〇万ドルを投資して、ファージ療法のベンチャーを設立し、社名をガンガジェンと名づけた。ガンガはガンジス川を指し、ジェンは創世記（ジェネシス）の意味である。

二〇〇二年、ラマチャンドランはＤＮＡの二重らせん構造でノーベル生理学・医学賞を受賞したジェームズ・ワトソンと議論するチャンスがあった。ワトソンはファージ療法に強い興味を抱いていたので、名誉所長になっていたコールド・スプリング・ハーバー研究所での会議を斡旋してくれた。一一月一四日、研究所の所員用の会議室バンベリー・センターに約三〇人が集まった。ワトソンも参加した。ラマチャンドランが開会の挨拶で、「コールド・スプリング・ハーバー研究所は、六〇年前にファージ科学が始まった場所で、ファージ療法の最初の会議の場としてうってつけである」と述べた。続けて、感染症の脅威、薬剤耐性菌の出現、一九二〇年代から一九三〇年代の失敗を重ねたファージ療法の歴史に触れ、われわれはデルブリュックのファージ・グループが研究した七種類のファージ以外はほとんど知識がないとして、「ファージの膨大な多様性を理解することが、ファージ科学を臨床に結びつけるために肝要である……この会議がファージ科学のルネサンスになることを期待する」[11]と述べた。二日間の会議で、エリザベス・カッター、イェール大学教授でデレーユの伝記の著者であるウイリアム・サマーズ、エリアヴァ研究所長でファージ遺伝学者のレゾ・アダミアらが講演を行ない、活発な議論が展開された。

ハーリンテンなど競合する企業からは誰も招かれていなかった。ラマチャンドランは何人かの出席者にガンガジェンのスタッフまたは顧問になってもらうことができた。

ラマチャンドランはファージそのものを用いる療法は、ＦＤＡの承認を得るのは困難と考えていた。連邦最高裁判所が天然に存在する遺伝子は特許の対象にならないとした判決が、自然界から分離したファージにもあてはまる可能性があると考えていた。またFDAはファージを医療用製品とみなしていて、品質管理や臨床試験の枠組みができていなかった。そこで、開発の方針をファージの尾部に含まれるリシンと呼ばれるタンパク質に振り向けた。リシンは、細菌細胞内で産生されたファージ粒子が放出される際に細菌壁に孔をあける酵素である。

ガンガジェンが取り上げたリシンは、黄色ブドウ球菌の壁に孔をあけるリゾスタフィンと呼ばれるタンパク質だった。彼らは、遺伝子工学で組換えリゾスタフィンを開発してスタッフテイムと名づけた。スタッフテイムを鼻に噴霧する臨床試験は二〇一二年に開始され、第一相と第二相臨床試験を終えている(10)。

食品添加物として承認されたファージ製品

一九九八年、メリーランド大学のグレン・モリスはグルジアからの留学生アレキサンダー・スルカヴェリゼと新興企業イントラリティックス社を設立した。スルカヴェリゼは一九九二年トビリシで博士課程を修了し、二七歳でグルジア国立疾病制圧センターの分子生物学部の初代部長になった。しかし、グルジアは一九九一年に独立し、市民戦争で混乱していた。彼はグルジアを離れることを決心して、全米研究評議会の奨学金を獲得してメリーランド大学に留学していたのである。彼は食中毒を起こす細菌エルシニア・エンテロコリチカに興味を持っていた。留学は最初九カ月の予定だったが、彼の才能を見込んだモリスは滞在期間を延長するよう勧めた。彼は一旦グルジアに帰国して結婚し、妻と戻ってきた。

イントラリティックス社の主任研究者になったスルカヴェリゼが目指したのはバンコマイシン耐性エンテロコッカスに対するファージだった。二〇〇二年にＦＤＡに前臨床試験を申請するまでこぎ着けたが、規制当局の理解との間には高いハードルがあった。そこで、ヒトを対象としたファージ療法は一旦棚上げして、まず肉、乳製品、農業分野に取り組むことに方針を変更した。

二〇〇六年、ＦＤＡはイントラリティックス社のリステリア菌（リステリア・モノサイトジェネシス）に対するファージ製品を食品添加物として承認した。これは、ファージ療法として初めての承認である。リステリア菌は土壌、水など自然界に広く存在する細菌で、ウシやヒツジでは脳炎や乳房炎を起こす。ヒトには生牛乳やチーズなどを介して感染する。健常人ではあまり問題はないが、妊娠した女性では流産や死産、高齢者や免疫機能が低下したヒトでは髄膜炎を起こすことがある。

ＦＤＡのスポークスマンは、ファージを振りかけた食品に、その旨を表示してもよいのかという『ロサンゼルス・タイムズ』紙の記者からの質問に対して、「イエス」と答えた。スルカヴェリゼは、このファージ製品の効果は九九パーセントから一〇〇パーセントと語っていた。この製品を購入した企業のほとんどは食品に振りかけるのではなく、食品工場の設備表面を消毒する目的に用いていた。

イントラリティックス社は二〇一一年には志賀毒素を産生する大腸菌O157など六つの血清型の大腸菌すべてに効果を示すファージ製品、二〇一三年には高病原性サルモネラに対するファージ製品について、食品添加物として承認を受けた。

米陸軍は軍人や民間人が旅行者下痢にかかるのを防ぐためにファージを用いることを目指し、イントラリティックス社に資金を提供した。ファージの錠剤を直接飲むかヨーグルトに混ぜて飲むアイディアで、乳酸菌を用いたプロバイオティクスと同じ発想である(10)。

進み始めたファージ療法の臨床試験

緑膿菌による慢性耳炎は、細菌が集まってバイオフィルムと呼ばれる膜状の構造物を作って、抗菌薬や免疫細胞治療による攻撃を阻止しているため、治療が難しい。二〇〇九年六月、英国のバイオコントロール社はファージ療法では初めて、第二相臨床試験を慢性耳炎に対して行なった。四四名の慢性耳炎の患者について、緑膿菌によることを確認し、分離した細菌が六種類のファージのいずれかに感受性があることを確かめ、最終的に二四名で試験が行なわれた。処置を受けた一二名のうち、三名は症状が改善し四二日後の検査で緑膿菌は検出されなくなった。対照の無処置グループでは治った例はなかった。

抗菌薬による治療ではグラム単位の薬が数週間にわたって用いられるのに対して、ファージはナノグラム単位の量を一回投与するだけで平均三週間は増殖していた。ファージはバイオフィルムを破壊して細菌を攻撃できるので、ファージ療法はかなり有望と判断された[40]。

米国では二〇〇九年、最初のファージ療法の安全性について第一相臨床試験が、静脈のうっ血による慢性の下腿潰瘍の患者四二名で、緑膿菌、黄色ブドウ球菌、または大腸菌に対するファージで行なわれ、安全性に問題は見られなかった[41]。

プロローグで紹介したアイパス（ＩＰＡＴＨ）センターは、二〇一八年六月に設立されて以来、二〇二〇年四月末までに七八五件のファージ療法の申請を受け付けていた。その内訳は、三分の一が緑膿菌、黄色ブドウ球菌、およびマイコバクテリウム・アブセサス（非結核性抗酸菌の一種）に対するものである。これらの中から、一九九例がファージの探索を勧められ、九九例でファージの探索が行なわれた。感染菌に適合したファージが見つかったのは四七例で、最終的にＦＤＡから緊急使用の承認を受けて静脈注射によるファージ療法が行なわれたのは一七例だった。二〇二〇年九月、一〇名の患者の詳細な成績が発表された。七例で治療が成功し、静脈注射によるファージ投与の安全性と有効性が示唆された[42]。

二〇一九年一月、アイパスセンターは、ＦＤＡから三種類のファージ・カクテルを用いた第一／二相臨床試験の承認を受けた。この試験は、補助人工心臓（ＶＡＤ）を装着していて薬剤耐性の黄色ブドウ球菌に感染した一〇名の患者を対象として、安全性、忍容性（薬剤の副作用の許容限度）、有効性を調べるものである。ＶＡＤのように体内に埋め込まれた装置の周りには、細菌による膜状の集合体（バイオフィルム）ができやすい。バイオフィルムを形成した細菌には抗菌薬は効きにくいので、患者は心臓移植に不適格となる。この試験は、静脈注射によるファージ療法の臨床試験としては米国で最初のものである。

アイパスセンター長のステファニー・ストラスディーは、「この試験は細菌感染を起こしやすい股関節や膝関節の置換手術を受けた人たちなど、ほかの病気の患者にとっても重要な意味がある」と語っている[43]。

緊急治験として行なわれた症例も多くある。二〇二四年には、ピッツバーグ大学のチームから問題点が示唆される事例が報告された。患者は五七歳の女性で、二〇一三年以来、バンコマイシン耐性の腸球菌（エンテロコッカス・フェシウム）による敗血症を七年間にわたって繰り返していた。腸球菌は、腸内細菌のひとつとして常在しており、健常人では無害だが、免疫機能が低下したヒトでは重い症状を示す日和見菌である。患者の容態が悪化したため、ＦＤＡから緊急使用の許可を受け、ファージの静脈注射と経口投与による治療が行なわれた。二四時間以内に患者の血液には細菌の増殖の徴候がなくなり、患者は旅行に行くことができるまでに回復した。しかし、一年後、細菌の血流感染が再発した。患者から分離したファージでは活性の減少は見られなかった。一方、患者の血液にはファージに対する中和抗体が出現し、同時に血液中にバンコマイシン耐性腸球菌が増加していた。ファージ療法を中止してから七カ月半後、彼女は死亡した[44]。

世界全体では二〇二四年現在、約九〇件の臨床試験が進行していて、米国では四一件の試験が行なわれている。

エピローグ

二〇二四年六月二〇日、地中海に浮かぶマルタ島に、三五カ国から一〇〇人以上が参加して、第七回ファージ療法世界会議が開かれた。第一回会議は二〇〇六年にパリのパスツール研究所で開かれたが、その時は感染症世界会議だった。その後、不定期に開かれていたが、二〇一六年にファージ・薬剤耐性世界会議となり、二〇二三年にファージ療法世界会議となって初めて、ファージ療法が主題に取り上げられた。今後、毎年開かれることになっている。

基調講演は、カリフォルニア大学サンディエゴ校教授のロバート・スクーリーが行なった。彼は、プロローグで紹介した、薬剤耐性アシネトバクターの全身感染を起こしたトム・パターソンの主治医をつとめ、その経験をもとに、全身感染の患者に対する治療のための手順、パターソン・プロトコールを確立している。彼はパターソンの妻、ステファニー・ストラスディーと共同でアイパスセンター長もつとめている。

スクーリーは、ファージ療法の臨床試験のための橋渡し研究の重要性を指摘し、少数の患者について行なう第二相臨床試験（探索的試験）から多数の患者を対象とする第三相臨床試験

（検証的試験）に進むために統一したアプローチの必要性を強調した。また、失敗に終わったひとつの症例を取り上げ、そこから得られる教訓の重要性を指摘した。基本的課題として、失敗した試験を総合的に見直してふたたび失敗を繰り返さないこと、短期の成功だけでなく、臨床で広く受け入れられるために、しっかりしたファージ療法研究の枠組みを作り上げる必要性を、熱っぽく語った。[45]

この講演の後、二日にわたって四〇題の研究発表が行なわれた。そのうち、二題が最優秀賞に選ばれた。

ひとつは、スペイン・バレンシア工科大学のマルコ・パルド＝フレイレの研究で、肺の感染を伴う嚢胞性線維症のファージ噴霧による治療である。患者は気管支炎や肺炎を繰り返し、膿のような痰がでていた。二人の患者に対して、ブドウ球菌、緑膿菌に対するファージを一〇日間噴霧する臨床試験が人道的見地にたった「コンパッショネート・ユース」として行なわれた。その結果、痰に含まれる細菌量は一〇〇〇分の一から一〇〇万分の一に低下した。血液中には抗体が出現したが、痰の中にファージは生き残っていた。ひとりには抗菌薬の静脈注射を繰り返した結果、全身状態は著しく改善した。これは、噴霧によるファージ療法の最初の例である。[46]

もうひとつの研究は、イタリア・ボローニャ大学のアルテ・カルテンブルンナーによる、ファージをガン治療のベクターとして利用するものである。彼女は、ファージディスプレイで用いられている線維状ファージのひとつ、M13ファージに腫瘍マーカーを発現させて大腸ガン細胞を認識できるように遺伝子改変し、さらに光感受性物質を結合させたファージベクターを作製した。ファージベクターがガン細胞に結合し、そこをレーザー照射してガン細胞を破壊する仕組みである。培養したガン細胞で試験した結果は有望で、今後、特異性の高いガン治療法を目指すという。従来のファージ療法とは異なり、ナノ粒子としてのファージの利点を生かそうという試みである。(47)

パターソンの治療チームの一員だったベルギー・クイーン・アストリッド陸軍病院のジャン＝ポール・ピルネイは、この会議の役員をつとめていた。彼は、功労賞を与えられ、最終講演で、ファージ療法の現状と近未来を総括した。とくに世界的な耐性菌の危機に対して個別化ファージ療法が重要な役割を果たすことを強調した。現在、種々の感染症の原因となっている細菌は三〇種を超えているが、これまでに開発されてきたファージ製剤は九種の細菌に対するもので、その九〇パーセントは四種の細菌に限られている。彼は、「持続可能な個別化ファージ療法のアプローチを、特化した枠組みの構築を通じて促進させる必要があり、人工知能(AI)に予測させる治療用ファージのベッドサイドでの合成装置の開発が必要」と強調した。

すでに彼は二〇二〇年に、図12に示すような近未来の枠組みを論文で発表していた。そこでは、ファージを探索するファージ・ハンターや患者のコミュニティから、〝モノのインタ

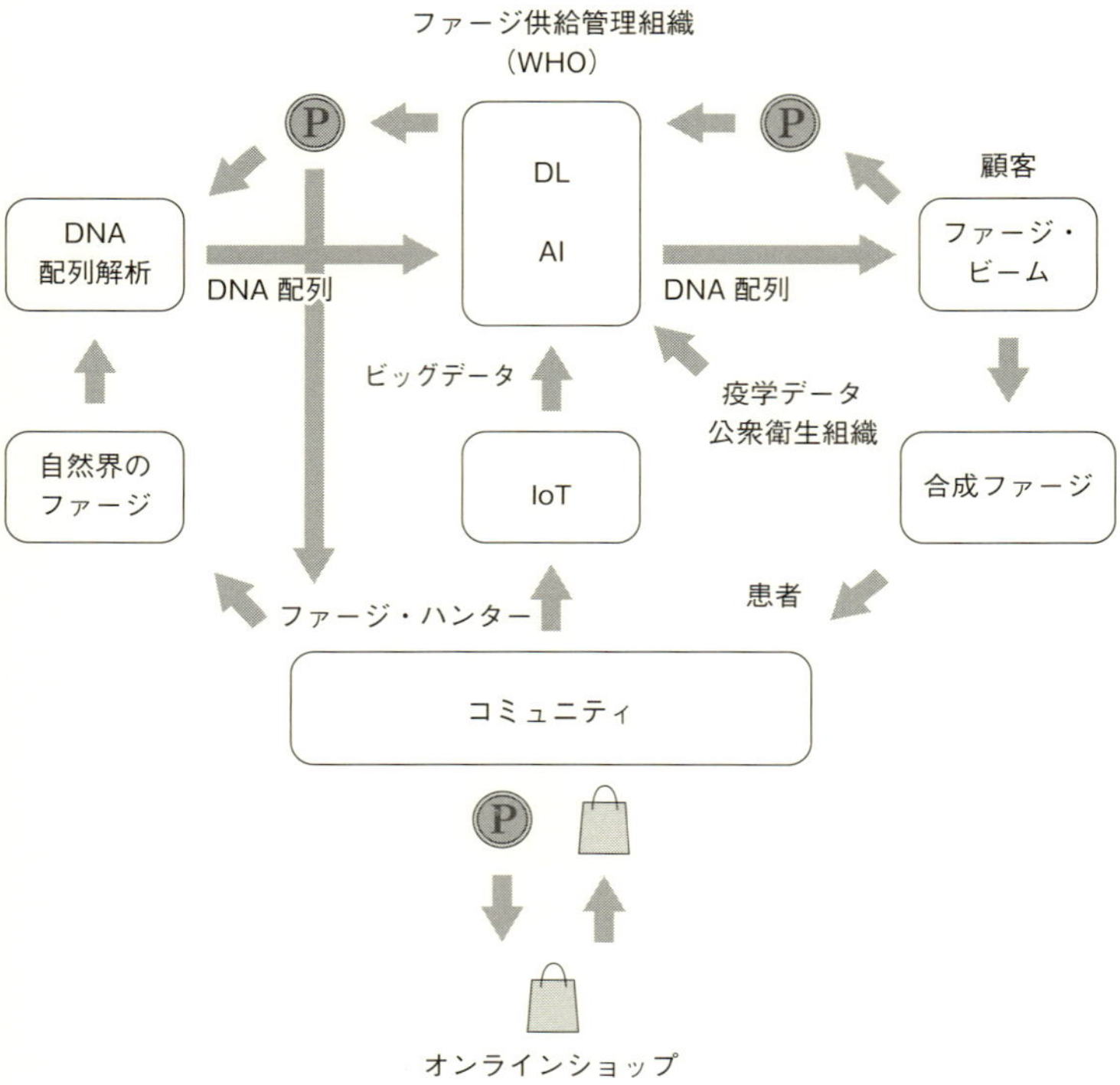

図 12　ピルネイによる近未来のファージ・サプライ・チェーン．DL：分散型台帳，AI：人工知能，Ⓟ：ファージ・コイン，IoT：モノのインターネット．文献(48)をもとに作成．

ーネット〟(IoT)を通じて集められたビッグデータと、デジタル通貨のファージ・コインを、世界保健機関(WHO)のような非営利団体が運営するファージ供給管理組織で管理することになっている。AIにはファージに関するビッグデータ、自然界に存在するファージの配列、公衆衛生組織の疫学データなどが読み込まれていて、オンラインショップを通じて注文が来るとベッドサイドでファージを合成する装置(ファージ・ビーム)がAIの示すDNA配列に従ってファージを合成する。(48)

ピルネイは最後に、ファージはほかの抗菌薬と併用するのが最善であるとして、「ファージは抗菌薬をふたたび偉大にすることができる」と述べて講演を締めくくった。

こうして、ファージ療法について最新の進展を俯瞰し、国際的な視点で意見を交換する場が本格的に始動したのである。

あとがき

一九五六年、私が北里研究所でウイルス学の研究を始めた時、ルリアの『一般ウイルス学』（丸善、一九五五年）が座右の書となっていた。ルリアが一九四六年からイリノイ大学でウイルス学の講義を始めた際、テキストブックは皆無だった。講義録をもとに彼は、『General Virology』を一九五三年に出版し、それを伝染病研究所（現・東京大学医科学研究所）の松本稔教授が翻訳したのである。この本は、粒子としてのウイルスと機能的に活動する成分としてのウイルスという二面性を中心に、約七〇〇篇の文献にもとづいてウイルス学を解説したもので、まさにウイルス学のバイブルだった。この本を通じて、私はファージの世界を初めて垣間見たのである。

訳者の松本先生は、一九六六年から接種が開始された二つの国産弱毒麻疹ワクチンのひとつを開発していた。私は国立予防衛生研究所（予研、現・国立感染症研究所）麻疹ウイルス部で検定を担当していて、これがきっかけで松本先生には長年にわたってご指導いただいた（現在は、高度弱毒麻疹ワクチンが用いられている）。

ウイルス学会では一九六一年から開かれたファージ講習会を支援していた。これは、予研化学部長の富沢純一博士を中心としたもので、第一回は金沢大学で、二回目からは大阪大学で開かれた。富沢博士はコールド・スプリング・ハーバーのファージ・コースの創立者のひとり、ハーシーの研究室への留学経験があり、ファージ・コースの日本版を作られたのである。この講習会は若手研究者に人気があって参加希望者は定員の数倍に上っていた。富沢博士は、私が予研に入所してからまもなく大阪大学教授として転任され、後に国立遺伝学研究所長をつとめられた。

本書の執筆は、私にファージ研究の先駆者との交流を思い出させてくれた。一九七〇年代終わり、私が京都大学ウイルス研究所の神経ウイルス病客員部門を併任していた際の所長は植竹久雄教授だった。植竹先生は、インディアナ大学のルリアの研究室に一九五〇年代初めに留学していて、サルモネラ・ファージの溶原化に関する論文をルリアと共著で三篇発表していた。植竹先生とは、退官された後の富山県衛生研究所長の時代まで親しくおつきあいさせていただいた。

日本における分子生物学の生みの親である渡辺格先生は、一九五〇年代、カリフォルニア大学ウイルス研究所スタンレー所長の下に留学して、T2ファージのタンパク質合成に対する紫外線の効果について単著論文を発表していた。私は一九八〇年代半ばから、渡辺先生が力を注いでおられた農林水産省農林水産技術会議のバイオテクノロジー推進事業を、動物行動学者の青木清上智大学教授と二人で長い間、手伝っていた。二〇〇六年七月、先生が主宰されていたDNA研究会でBSE（ウシ海綿状脳症）について講演を行なった際には大変お元気だった。しかし、それから半年あまり後、九〇歳で亡くなられた。

　私がファージ療法に注目するようになったのは二〇〇〇年代初めで、善玉ウイルスの代表としてファージを再認識したためである。二〇〇六年には『地球村で共存するウイルスと人類』（日本放送出版協会）で、初めてファージ療法を取り上げた。その後、プロローグで紹介したパターソン夫妻の著書『The Perfect Predator（完全な捕食者）』[1]（二〇一九年）、ついでルリアの伝記『Salvador Luria』[21]（二〇二二年）を読んで触発され、ファージ療法とその歴史的背景に加えて、生命科学の源流としてのファージ研究について執筆することを思いついたのである。

　本書の執筆中には、半世紀にわたる友人の三瀬勝利博士のことを思い出していた。彼は、制限酵素の発見でノーベル賞を受賞したアーバー（第6章参照）の研究室に留学していた細菌学者で、ファージに詳しかった。彼とは『ガンより怖い薬剤耐性菌』（集英社、二〇一八年）を含めて三冊の共著を上梓しており、存命であれば本書も間違いなく共著になったはずだった。

　予研時代からの友人の加藤茂孝博士には全文を読んでいただき貴重なコメントをいただいた。岩波書店自然科学書編集部田中太郎氏にはわかりやすい本に仕上げるためにご尽力いただいた。両氏に御礼申し上げる。

37. Winter, G.: Harnessing evolution to make medicines (Nobel Lecture). Angewandte Chemie International Edition, **58**, 14438–14445, 2019.

38. Clokie, M. & Kutter, E.: An interview with Elizabeth Kutter, PhD, Part 1. PHAGE, **1**, 10–15, 2020.

39. Kutter, B.: Our first adventure with phage therapy. https://sites.evergreen.edu/phagelab/about/alfreds-story/

40. Wright, A. et al.: A controlled clinical trial of a therapeutic bacteriophage preparation in chronic otitis due to antibiotic-resistant *Pseudomonas aeruginosa*; a preliminary report of efficacy. Clinical Otolaryngology, **34**, 349–357, 2009.

41. Rhoads, D. D. et al.: Bacteriophage therapy of venous leg ulcers in humans. Journal of Wound Care, **18**, 237–243, 2009.

42. Aslam, S. et al.: Lessons learned from the first 10 consecutive cases of intravenous bacteriophage therapy to treat multidrug-resistant bacterial infections at a single center in the United States. Open Forum Infectious Diseases, **7**, ofaa389, 2020.

43. UCSD researchers get OK from FDA for first trial of IV phage therapy. January 10, 2019. https://www.healio.com/news/infectious-disease/20190110/ucsd-researchers-get-ok-from-fda-for-first-trial-of-iv-phage-therapy

44. Stellfox, M. E. et al.: Bacteriophage and antibiotic combination therapy for recurrent *Enterococcus faecium* bacteremia. mBio, **15**, e03396–23, 2024.

45. The 7th World Conference on Targeting Phage Therapy 2024. June 20–21, 2024. https://phagetherapy-site.com

46. Turrini, E. et al.: Molecular engineering of a spheroid-penetrating phage nanovector for photodynamic treatment of colon cancer cells. Cellular and Molecular Life Sciences, **81**, 144, 2024.

47. Bernabéu-Gimeno, M. et al.: Neutralizing antibodies after nebulized phage therapy in cystic fibrosis patients. Med, **5**, 1096–1111, 2024.

48. Pirnay, J.-P.: Phage therapy in the year 2035. Frontiers in Microbiology, **11**, 1171, 2020.

853, 2017.
18. Myelnikov, D.: An alternative cure. Journal of the History of Medicine and Allied Sciences, **73**, 385–411, 2018.
19. Summers, W. C.: How bacteriophage came to be used by the Phage Group. Journal of the History of Biology, **26**, 255–267, 1993.
20. フィッシャー，E. P.，リプソン，C.：分子生物学の誕生．石館三枝子，石館康平訳，朝日新聞社，1993.
21. Selya, R.: Salvador Luria. The MIT Press, 2022.
22. Dulbecco, R.: Production of plaques in monolayer tissue cultures by single particles of an animal virus. Proceedings of the National Academy of Sciences of the United States of America, **38**, 747–752, 1952.
23. Verma, I. M.: Renato Dulbecco (1914–2012). Nature, **483**, 408, 2012.
24. Hunter, T.: Renato Dulbecco. Cell, **149**, 9–10, 2012.
25. Tonegawa, S.: Somatic generation of immune diversity (Nobel lecture). Angewandte Chemie International Edition in English, **27**, 1028–1039, 1988.
26. Forterre, P.: Microbes from Hell. The University of Chicago Press, 2016.
27. Rohwer, F.: Global phage diversity. Cell, **113**, 141, 2003.
28. Luria, S. E.: The T2 mystery. Scientific American, **192**, 92, 1955.
29. Mojica, F. J. M. et al.: Intervening sequences of regularly spaced prokaryotic repeats derive from foreign genetic elements. Journal of Molecular Evolution, **60**, 174–182, 2005.
30. Barrangou, R. et al.: CRISPR provides acquired resistance against viruses in prokaryotes. Science, **315**, 1709–1712, 2007.
31. Davis, T. H.: Profile of Rodolphe Barrangou. Proceedings of the National Academy of Sciences of the United States of America, **116**, 15754–15756, 2019.
32. ジェニファー・ダウドナ，サミュエル・スターンバーグ：CRISPR 究極の遺伝子編集技術の発見．櫻井祐子訳，文藝春秋，2017.
33. Labrie. S. J. et al.: Bacteriophage resistance mechanisms. Nature Reviews Microbiology, **8**, 317–327, 2010.
34. Bondy-Denomy, J. et al.: Bacteriophage genes that inactivate the CRISPR/Cas bacterial immune system. Nature, **493**, 429–432, 2013.
35. Smith, G. P.: Filamentous fusion phage. Science, **228**, 1315–1317, 1985.
36. Barderas, R. & Benito-Peña, E.: The 2018 Nobel prize in chemistry. Analytical and Bioanalytical Chemistry, **411**, 2475–2479, 2019.

文　献

1. Strathdee, S. & Patterson, T.: The Perfect Predator. Hachette Books, 2019.
2. Schooley, R. T. et al.: Development and use of personalized bacteriophage-based therapeutic cocktails to treat a patient with a disseminated resistant *Acinetobacter baumannii* infection. Antimicrobial Agents and Chemotherapy, **61**, e00954-17, 2017.
3. 藤木純平ほか：ファージセラピーの臨床応用と世界の動向．THE CHEMICAL TIMES, **250**, 25–31, 2018.
4. Ireland, T.: The Good Virus. Hodder & Stoughton Ltd, 2023.
5. Hankin, E. H.: L'action bactericide des eaux de la Jumna et du Gange sur le vibrion du cholera. Annales de l'Institut Pasteur, **10**, 511–523, 1896.
6. Abedon, S. T. et al.: Bacteriophage prehistory. Bacteriophage, **1**, 174–178, 2011.
7. Duckworth, D. H.: "Who Discovered Bacteriophage?" Bacteriology Reviews, **40**, 793–802, 1976.
8. 山内一也：ウイルスの意味論．みすず書房，2018.
9. トーマス・ホイスラー：ファージ療法とは何か．長野敬，太田英彦訳，青土社，2008.
10. Kuchment, A.: The Forgotten Cure. Copernicus Books, 2012.
11. Summers, W. C.: Félix d'Herelle and the Origins of Molecular Biology. Yale University Press, 1999.
12. Zelazny, B. et al.: The potential of bacteria for the microbial control of grasshoppers and locusts. The Memoirs of the Entomological Society of Canada, **129** (S171), 147–156, 1997.
13. Kostyrka, G. & Sankaran, N.: From obstacle to lynchpin. Notes and Records, **74**, 599–623, 2020.
14. Varmus, H.: The Pastorian. Advances in Cancer Research, **69**, 1–16, 1996.
15. Summers, W. C.: On the origins of the science in Arrowsmith. Journal of the History of Medicine and Allied Sciences, **46**, 315–332, 1991.
16. Löwy, I.: Martin Arrowsmith's clinical trial. Journal of the Royal Society of Medicine, **103**, 461–466, 2010.
17. Gaynes, R.: The discovery of penicillin. Emerging Infectious Diseases, **23**, 849–

山内一也

1931年，神奈川県生まれ．東京大学農学部獣医畜産学科卒業．農学博士．北里研究所所員，国立予防衛生研究所室長，東京大学医科学研究所教授，日本生物科学研究所主任研究員を経て，現在，東京大学名誉教授，日本ウイルス学会名誉会員，リエージュ大学(ベルギー)名誉博士．

主な著書に『エマージングウイルスの世紀』(河出書房新社)，『史上最大の伝染病　牛疫』，『ウイルスと地球生命』，『ワクチン学』(共著)，『近代医学の先駆者』，『エボラ出血熱とエマージングウイルス』，『はしかの脅威と驚異』，『新版　ウイルスと人間』，『インフルエンザウイルスを発見した日本人』(以上，岩波書店)，『ウイルスの意味論』，『ウイルスの世紀』，『異種移植』(以上，みすず書房)などがある．

岩波科学ライブラリー　329

ファージ・ハンター
——病原菌を溶かすウイルスを探せ！

2025年1月17日　第1刷発行

著　者　山内一也（やまのうちかずや）

発行者　坂本政謙

発行所　株式会社 岩波書店
〒101-8002 東京都千代田区一ツ橋 2-5-5
電話案内 03-5210-4000
https://www.iwanami.co.jp/

印刷・理想社　カバー・半七印刷　製本・中永製本

ISBN 978-4-00-029729-5　　Printed in Japan

●岩波科学ライブラリー〈既刊書〉

324 橘 省吾
「はやぶさ2」は何を持ち帰ったのか
リュウグウの石の声を聴く
定価一六五〇円

小惑星探査機「はやぶさ2」が持ち帰ったリュウグウの石は様々なことを語る。リュウグウと太陽系の歴史。海や生命の材料のありか。持ち帰られた試料の初期分析を統括した著者が、試料分析の成果を語る。

325 長田義仁
生命はゲルでできている
定価一五四〇円

ゼリーや豆腐など、水を含んでブヨブヨ、プルプルしているのはみんなゲル。私たちのカラダの大部分はゲルでできている。生命活動に不可欠なしなやかさを備えるばかりか、物質・エネルギーの輸送も担うゲルのしくみとは。

326 国立科学博物館筑波実験植物園 編著
植物園へようこそ
定価一六五〇円

癒されて驚かされる世界の植物たちのとっておきの楽しみ方を研究者が語ります。植物を集めて育て、調べて守る、知られざる裏側の奮闘まで熱く紹介。きっと好きになる、もっと好きになる、植物園ガイドブック。

327 河東泰之
数学者の思案
定価一七六〇円

数学者になれる中高生を見抜くことはできるか。答えが一つの数学の試験採点は容易か。数学者になるまでの道はどんなものか。世間のイメージとも他分野の理系研究者の感覚とも異なる数学者の実像と思考法がうかがえるエッセイ。

328 岡野原大輔
生成AIのしくみ 〈流れ〉が画像・音声・動画をつくる
定価一六五〇円

驚くべき進展をみせている生成AIの核心を〈流れ〉の概念で解き明かす。AI実装で先端を行く著者が、拡散モデルを始めとして重要な概念の意味を明快に解説。数式をつかわずに言葉で伝える画期的入門書！

定価は消費税一〇％込です。二〇二五年一月現在